AF643144

Benno Reinhardt's

pathologisch-anatomische Untersuchungen.

Nach seinem Tode zusammengestellt

und

herausgegeben

von

Rud. Leubuscher.

Berlin.

Druck und Verlag von Georg Reimer.

1852.

Bald nach Reinhardt's Tode sprachen mehrere seiner Freunde gleichzeitig und gemeinschaftlich den Wunsch aus, sein Gedächtnifs durch eine Zusammenstellung seiner Arbeiten noch fester zu bewahren, als es durch seine wenig umfangreichen, in verschiedenen Zeitschriften enthaltenen Aufsätze gesichert ist, da mehrere seiner Arbeiten unleugbar eine in den Gang der Wissenschaft eingreifende Bedeutsamkeit gewonnen haben. Wir wuſten, dafs er in der letzten Zeit sehr viel gearbeitet, dafs er beabsichtigt, eine allgemeine pathologische Anatomie herauszugeben und ein grofser Stofs von Papieren versprach reiche Ausbeute. Wir gedachten anfangs das Material und die Arbeit zu theilen, aber schon eine oberflächliche Durchsicht zeigte die Unmöglichkeit, dafs Mehrere eine derartige Arbeit vornehmen könnten und so übernahm ich, als Derjenige, der am meisten mit seiner Art zu arbeiten vertraut war, allein die Aufgabe. Sie war schwieriger, als wir gedacht. Sehr Vieles war angefangen, eigentlich Nichts beendet; druckfertig Nichts, das Meiste in zerstreuten, abgebrochenen Notizen hier und da vertheilt; die Kollegienhefte, die mir zu Gebote standen, unvollständig und möglicher Weise nicht treu, deshalb gar nicht zu benutzen. Ich stellte mir die Aufgabe, ungefähr den Rahmen der Kapitel auszufüllen, die in eine allgemeine pathologische Anatomie gehören, da hierfür noch am meisten Vorarbeiten da waren und sich hier auch am passendsten die Resultate der schon gedruckten Untersuchungen hineinflechten liefsen. Leicht wäre es gewesen, durch eigene Arbeit das Fehlende zu ergänzen und auszufüllen; ich habe es indefs durchgängig für Pflicht gehalten, obgleich ich wohl fühle, dafs Manches, z. B. der Aufsatz über die Krebse unvollständig ist, nur an der Form zu ändern und Nichts, was den Ansichten von Reinhardt fremd gewesen wäre, hineinzumischen, Nichts aufzunehmen, von dem ich nicht entschieden überzeugt war, dafs es R. auch aufgenommen hätte. Ich habe mich bemüht, das Ganze in Form einer kurzen allgemeinen pathologischen Anatomie hinzustellen und so klein auch das Buch geworden ist, so hoffe ich doch, dafs es nicht blos von den Freunden des Verstorbenen, sondern auch in weiterm Kreise als ein nicht unwillkommener Beitrag aufgenommen werden wird.

Nekrolog*).

Benno Reinhardt wurde am 14ten Mai 1819 in Neustrelitz in Meklenburg als der Jüngste von 8 Geschwistern geboren. Sein Vater war Apotheker und früh schon wurde in ihm der Sinn für Naturwissenschaften rege, der in der häuslichen Umgebung eine stetige Nahrung fand. Neben seinen Studien zeigte er grofse Liebe zur Musik; er hatte eine gute Tenorstimme, und erlangte einige Fertigkeit im Cellospielen. Diese Liebe zur Musik ist ihm auch später geblieben; es war fast der einzige Punkt, auf dem der für alles Andere, aufser der Wissenschaft leidenschaftlos gewordene Mensch, anfangen konnte zu schwärmen. 1839 verliefs er das Gymnasium seiner Vaterstadt und begann das Studium der Medicin in Berlin, verliefs Berlin indefs nach den ersten Semestern und begann die klinischen Studien in Halle, unter Krukenberg's

*) In der Woche seines Todes erschien von mir schon ein kurzer Nekrolog (Deutsche Klinik No. 12), den Montag darauf hielt Remak in der Gesellschaft für wissensch. Medicin einen Vortrag über seine Arbeiten (l. c. No. 13) und im letzten Hefte des Archivs (Bd. 4. Hft. 4) hat ihm Virchow einige Erinnerungsblätter gewidmet.

Leitung; in den letzten Semestern kehrte er nach Berlin zurück und promovirte im Herbst 1844 mit einer Dissertation „*de peritonitidis symptomatologia*“. Schon in Halle hatte er, angeregt von dem jüngern Krukenberg, eifrig begonnen, Mikroskopie zu treiben, bereits damals beschäftigten ihn seine Untersuchungen über den Eiter und bei seiner Promotion stellte er die Thesis auf: „*Species granulata cellularum puris non pendet ex granulis minimis, in illarum superficie insidentibus, uti J. Vogel docet, sed potius ex granulis, in cellularum contento fluido suspensis, quae perpetuo motu moleculari agitantur.*“ Wir hatten uns durch einen gemeinschaftlichen Freund Dr. Neisser und durch Traube, der damals eben seine Examina beendet hatte und anfing, Kourse über Auskultation zu halten (1843), kennen gelernt und unser Verhältnifs ist seit jener Zeit, auch bei der zeitweisen Entfernung von Berlin ein immer innigeres geworden. Etwas später, und veranlafst durch die aufgestellte Thesis trat Virchow mit R. in Beziehung. Wir hatten während des Examens ein Jahr lang zusammen gewohnt, zusammen gearbeitet und den ganzen Tag über im lebendigsten Austausche gelebt, gehofft und Pläne zu Arbeiten für eine weite, weite Zukunft entworfen. Von vorn herein hatte R. eine entschiedene Neigung für pathologische Anatomie und ohne viel zu schwanken, war er von Anfang an ganz klar sich der nothwendigen, dabei einzuschlagenden Richtung und Art der Untersuchung bewusst geworden. Die erste in Traube's

Archiv veröffentlichte Arbeit waren seine Experimente über die Entstehung des Eiters. Er hatte daran mit Aufopferung seiner Kräfte gearbeitet und die unaufhaltsame, dabei sehr unregelmäfsige Art zu arbeiten, die er, so lange ich ihn kannte, an sich hatte, ist sicherlich ein Grund für die raschere Entwicklung seiner Krankheit geworden. Er konnte die Zeit vollständig umkehren, schlief bis Mittag, afs erst des Abends und lebte in der Nacht, so wie ein Anderer am Tage lebt. Schon 1846 zeigten sich die ersten Zeichen der Lungenkrankheit, akute pleuritische Symptome, denen sehr bald Hämoptoë und eine Infiltration des Lungenparenchyms folgte. Solche Anfälle wiederholten sich im Laufe der Jahre öfter; immer aber besserte ihn dann eine längere Entfernung von Berlin, der Aufenthalt an der See, die sorgsame Pflege der Seinigen.

Mühsam mufste sich R. in den ersten Jahren das Material zu seinen Arbeiten zusammensuchen und wenn ihm auch, seitdem Virchow die Prosektur an der Charité versah und 1846 mit ihm das Archiv begründet hatte, die Benutzung des Leichenhauses offen stand, so drückte es ihn doch, keine selbständige Stellung zu haben, er wollte eine praktische Wirksamkeit entwickeln und seine pathologisch anatomischen Arbeiten in stete Verbindung mit praktischen Anschauungen setzen. Deshalb trat er 1847 bei Carl Mayer als Assistent ein und machte gleichzeitig den Versuch, durch ein an die Thür gehängtes Schild sich als wirklicher praktischer Arzt in Berlin niederzulassen. Aber auch in dieser Thätigkeit fühlte er sich nicht wohl zumal sie die Benutzung der Charité, auf die er doch immer wieder zurückkommen mufste, umständlicher und schwieriger machte. Erst im Herbst 1848 gelang es ihm, gleichzeitig mit mir als Assistent in dem unter der Leitung von Schütz stehenden Cholera-hospital einzutreten, nachdem er schon den ganzen Sommer hindurch Untersuchungen über *morbus Brightii* in der Charité angestellt hatte. Die politische Bewegung ergriff ihn mächtig und er betheiligte sich innerlich und äufserlich, freilich nach seiner Art nur in einem engen Kreise, in der lebendigsten Weise daran. Im Anfang des Jahres 1849 wurde ihm die Assistentenstelle an der Klinik in der Ziegelstrafse und von hier aus endlich nach Virchow's Abgange nach Würzburg die Prosektur in der Charité. Ende 1848 hatte er sich gleichzeitig mit mir als Privatdocent habilitirt; an einem Abende hielten wir unser Colloquium vor der Fakultät, an einem Tage unsere Probevorlesung in der Aula und in einer Woche begannen wir unsere Vorlesungen. Als er in die Charité eintrat, überstürzte ihn Anfangs die Menge des Materials und durch verdoppelte Anstrengung suchte er das, was er Jahre hindurch an Stoff zur Arbeit verloren, wieder einzuholen; alle alten Pläne wurden wieder aufgenommen und war er früher einsam gewesen und wenig mit Menschen umgegangen, hatte er früher schon die gewöhnlichen geselligen Beziehungen gemieden, so vergingen jetzt Tage und Wochen, in denen es kaum gelang, ihn aus seinem Zimmer herauszulocken. Schon im Anfange des letzten Winters fing er, obwohl er von einer Reise nach Helgoland sehr erfrischt zurückgekehrt, an, stärker zu kränkeln, erkältete sich leicht, litt an Katarrhen und Rheumatismen, ohne sich dadurch in seiner Thätigkeit unterbrechen zu lassen; im Januar zeigten sich Petechien und am 11ten März unterlag er sehr schnell und im Ganzen schmerzlos einem akuten Anfall von Tuberkulose. Noch bis 14 Tage vor seinem Tode hatte er in seinem Zimmer seine Vorträge fortgesetzt. Die Sektion zeigte in den obern Parthieen beider Lungen alte Kavernen, und das übrige Gewebe durch und durch von frischer tuberkulöser Infiltration durchsetzt, aufserdem weitverbreitete Darmtuberkulose und Fettentartung der Nieren. Eigenthümlich war es, dafs er zwar früher seine Krankheit und ihre Gefahr wohl kannte, und dadurch zu einer immer tiefern und wehmüthigern Resignation auf alle Lebensgenüsse getrieben wurde, gerade bei dem letzten Anfalle aber, der Ernst machte, sich den ausschweifendsten und fernsten Plänen für die Zukunft hingab.

Reinhardt war ein durch und durch ehrlicher Mensch in der Wissenschaft, wie im Leben. Um Alles in der Welt hätte er um eines augenblicklichen Gefallens willen oder weil es sonst gerade so pafste, eine Untersuchung nicht anders angestellt, eine Beobachtung anders geschildert. Er war streng in seinen Konsequenzen; nur Schritt für Schritt mochte er vorwärtsgehen, aber das konnte er, Jahre lang auf ein Ziel der Untersuchung hinsehen, unbeirrt von den tausend Dingen und Gedanken, die im Laufe weniger Jahre die Anschauungen ändern können. Obwohl von einem kleinen Kreise der Anschauungen ausgehend, strebte er doch immer nach gröſseren, umfassenden Rundsichten, aber er überlieſs es, vielleicht aus einer geheimen Scheu, sich selbst in dem weiten Kreise zu verirren, gern Anderen, die weiter gehenden Konsequenzen zu ziehen. Seine Langsamkeit im Denken hinderte ihn nicht, auch auf andere fern liegende Gegenstände einzugehen und sie zu verstehen, nur wollte er gesetzmäſsiges Fortschreiten des Gedankens und ein springendes, geistreiches, encyklopädisches Hineinziehen fremden Materials in die ursprüngliche Arbeit wurde ihm mehr und mehr unerträglich, weil er die Furcht hatte, daſs sich Halbes und Unklares so leicht dabei verbergen lieſse. So konnte er allen seinen Freunden einen Ruhepunkt bieten. In dieser Art zu denken lag zugleich eine schonungslose Kritik, die mit der Steigerung seiner krankhaften Reizbarkeit wuchs und sich in der letzten Zeit nicht immer ganz frei von persönlicher Zu- oder Abneigung halten konnte. Und doch war er wieder zu unentschlossen, um immer damit herauszutreten. Er hatte die Eigenthümlichkeit, die bei dem jetzigen Gange der Wissenschaft ein Vorwurf ist, sich wenig um Literatur zu kümmern; nur das, was unmittelbar zu dem gerade ihm vorliegenden Gegenstande gehörte, wurde herangezogen; das Andere blieb liegen, seine Freunde mufsten ihm sagen, was er lesen solle. Weil er so ganz selbständig und abgeschlossen, aber nicht etwa geheimnifsvoll mit seinen Entdeckungen, arbeitete, war er gleichgültig gegen das Treiben der Andern. Wir haben ihm oft darüber Vorwürfe gemacht, aber es war ein wesentlicher Zug seiner wissenschaftlichen Existenz, er mufste Alles selbst finden, selbst erwerben, was sein Eigenthum werden sollte. —

In seiner Lehrthätigkeit fing Reinhardt eigentlich jetzt erst an, sich Schüler zu bilden. Sein Vortrag hatte für den ersten Augenblick nichts Fesselndes; er war zu ernst bei der Sache, schonungslos genau, er verstand es nicht immer, das unangenehme Detail zu ersparen, er wurde trocken, weil er es für unmöglich hielt, dafs noch etwas Anderes fesseln und locken könne, als der Gegenstand selbst. Aber Diejenigen, denen es Ernst war um die Sache, die kamen und hielten treu aus und nahmen einen Schatz von Wissen fort; es konnte ihn quälen, wenn er dachte, dafs Einer oder der Andere unter seinen Zuhörern Nichts lernen sollte. So ist der Kreis seiner Zuhörer und Verehrer allmählich zwar, aber doch stetig gewachsen und seine Lehren haben um so festere Wurzeln geschlagen.

Im gewöhnlichen Leben war er scheu und zurückhaltend, aber offen und hingebend und aufopferungsfähig für die, welche er einmal lieb hatte; naiv und unbeholfen, wie ein Kind in den gewöhnlichen Lebensverhältnissen, mufste er manche Täuschung bitter empfinden und in den letzten Jahren, bei schon krankhafter Reizbarkeit auch mifstrauisch werden, was sonst nicht in seinem Charakter gelegen hatte. Nur im unmittelbarsten Verkehr, im kleinen Kreise entfaltete sich die ganze, heitere zutrauungsvolle Liebenswürdigkeit seines Wesens. In seinen Bedürfnissen war er einfach bis zur Verleugnung der gewöhnlichsten Bequemlichkeiten.

Ob mehr aus ihm geworden wäre, wenn ihm von Anfang an ein freundliches Geschick die Bahn für seine Bestrebungen geebnet hätte, wer mag das sagen? Es war eine Natur, die zu ihrer Entwicklung Licht und Luft bedurfte. Mitten in seiner wissenschaftlichen Kraft und Entwicklung ist er gebrochen worden; er hatte noch eine Zukunft. — Und wie Vielen war er doch lieb geworden, dieser schüchterne, unentschlossene und reizbare Mensch.

Im September 1852.

Rud. Leubuscher.

I n h a l t.

Pathologisch - anatomische Untersuchungen.

I. Die Aufgabe der pathologischen Anatomie.

Die pathologische Anatomie hat zu ihrer Aufgabe die Erforschung der Structurveränderungen, welche die Gewebe und Organe des Körpers im Verlauf der verschiedenen Krankheiten erleiden; sie bildet daher nur einen Theil der Pathologie, der gesammten Lehre von den Krankheiten, und hängt unzertrennlich mit den verschiedenen Gebieten, welche diese Wissenschaft umfafst, zusammen. So ist eine naturgetreue genetische Darstellung der Structurveränderungen, welche ein krankhafter Procefs zur Folge hat, nur durch Vergleichung der Resultate der klinischen Beobachtung mit den Ergebnissen der anatomischen Untersuchung möglich. Wiederum erklären aber diese letzteren vielfach die während der Krankheit auftretenden functionellen Störungen, die Symptome, und der Heilungsprocefs, zumal der örtlichen Affectionen läfst sich nur richtig leiten, sobald man die Art der Läsion und die Wege kennt, auf welchen eine solche Störung überhaupt zurückgebildet und ausgeglichen werden kann. Seit der ersten Entwickelung der Medizin als Wissenschaft ist daher auch von den Aerzten jedes Zeitalters die pathologische Anatomie mit Sorgfalt studirt und als die Basis einer gründlichen Erkenntnifs betrachtet worden. Die pathologische Anatomie bildet eine ebenso unentbehrliche Grundlage für die Pathologie und steht zu dieser in demselben Verhältnisse, wie die Anatomie des gesunden Körpers für die Physiologie. — Das genauere Studium der pathologischen Anatomie hat gezeigt, dafs die verschiedenen in ihrer äufseren Erscheinung und in ihrem Verlauf so mannigfaltigen Krankheiten des Organismus doch nur in den einzelnen Geweben und Organen eine bestimmte Anzahl wesentlich differenter Structurveränderungen hervorbringen, welche letzteren daher die überhaupt möglichen Formen der durch anatomische Untersuchung nachweisbaren Anomalieen darstellen. Diese in allen oder einem grofsen Theil der einzelnen Gewebe wiederkehrenden Formen der Texturveränderungen in ihren wesentlichen Erscheinungen nebst den allgemeinen Bedingungen, unter welchen sie sich entwickeln, bilden den Inhalt der allgemeinen pathologischen Anatomie, während die specielle pathologische Anatomie darzustellen hat, welche dieser Vorgänge in den einzelnen Geweben und Organen vorkommen, wie sie nach dem eigenthümlichen Bau der letzteren gestaltet werden und in welchen speciellen Krankheiten sie hier auftreten.

Alle krankhaften Erscheinungen sind Nichts, als Aeufserungen der dem Organismus überhaupt eigenthümlichen Kräfte und Functionen, welche hier unter der Einwirkung abnormer Einflüsse zur Anschauung kommen, während sie im gesunden Zustande unter normalen Bedingungen, in Wechselwirkung mit den adäquaten Lebensreizen sich uns darstellen; physiologische und pathologische Processe geschehen nach denselben allgemeinen Gesetzen des Organismus, und sind überhaupt keine durch scharfe Grenzen von einander getrennte Vorgänge. Erscheinungen, welche wir an bestimmten Organen als etwas Normales betrachten, wie z. B. die Necrose des Nabelschnurendes beim Neugebornen und der Placentarreste, bezeichnen wir als krankhaft, sobald sie an anderen Organen und Geweben sich zeigen. Aufserdem entwickeln sich die pathologischen Zustände nach der Einwirkung des abnormen Reizes aus den physiologischen und gehen bei ihrer Heilung ebenso continuirlich und ohne eine bestimmt festzustellende Grenze wieder in diese letzteren über. Den natürlichen Ausgangspunct für die Betrachtung eines krankhaften Processes bildet daher auch immer das physiologische Verhalten der bei jenem mitwirkenden Thätigkeiten des Organismus.

Für das Studium der pathologischen Structurveränderungen müssen wir hierzu auf jene Processe zurückgehen, durch welche der normale Bau der Organe erhalten wird; es sind dies die von dem Gefäfssystem wesentlich vermittelten und von einer continuirlichen Wechselwirkung zwischen Blut und bestehendem Gewebe abhängigen Vorgänge, welche sich bald als Bildung und Wachsthum neuer, und als Ernährung und Rückbildung, Atrophie, bestehender, ausgebildeter Gewebselemente darstellen, bald auf einer gleichzeitigen Abscheidung amorpher Flüssigkeiten, welche entweder in bestimmten Räumen der Organe verharren oder als Secrete aus dem Körper entfernt werden, beruhen.

In Bezug auf diese organische Metamorphosen, wollen wir hier folgende Puncte erwähnen, welche uns zum Theil nicht genügend beachtet zu sein scheinen.

1) Alle die genannten Vorgänge organischer Metamorphose in den einzelnen Geweben werden von dem Zeitpunkt des embryonalen Lebens an, wo ein vollständiges Kreislaufsystem wie im Erwachsenen sich entwickelt hat, durch ein System capillarer Gefäfse vermittelt. Das von den Arterien aus durch die Capillaren strömende Blut giebt hier, indem Bestandtheile seines Plasma in die Gewebe treten, das Material für die Bildung neuer, so wie für den Stoffwechsel in den bestehenden Gewebselementen ab; dafür kehren die bediesen Vorgängen untauglich gewordenen, aus den Geweben austretenden Substanzen theils von Venen, theils von Lymphgefäfsen resorbirt in die Blutmasse zurück. Dieser Stoffwechsel ist ein continuirlicher und selbst kurze Unterbrechungen desselben haben ein Absterben des so afficirten Theiles zur Folge.

In den gefäfshaltigen Organtheilen geiangen die aus deu Capillaren austretenden flüssigen Bestandtheile des Plasma, welche wir überhaupt als Blastem bezeichnen wollen, direct an die Elementartheile der Gewebe; die gefäfslosen Gebilde erhalten dasselbe erst aus einem andern gefäfshaltigen Gewebe, welches man als die Matrix zu bezeichnen pflegt, oder bisweilen vielleicht aus einer von den Capillaren abgesonderten und an bestimmten Orten angesammelten Flüssigkeit. Allein in allen Geweben geschieht der Stoffwechsel mehr oder minder direct durch ein bestimmtes Capillargefäfssystem. Man hat in neuerer Zeit eine Ausnahme von diesem Gesetze für die innersten, gefäfslosen Membranen der gröfseren Blutgefäfse statuiren wollen. So betrachtet Rokitansky gewisse Veränderungen der Arterien als directe Ablagerungen der Bestandtheile aus dem Blute auf der inneren Gefäfshaut und Virchow schreibt wenigstens den innern gefäfslosen Membranen die Fähigkeit zu, sich direct aus dem vorbeiströmenden Blute ernähren zu können. Allein es liegt kein Factum vor, welches diese Annahme feststellte oder nur wahrscheinlich machte. Die mittlere Gefäfshaut ist gefäfsreich, und das Epithelium, so wie die darauf noch folgende Längsfaserhaut, welche beide zusammen die inneren gefäfslosen Schichten der Arterien zusammensetzen, bilden eine viel zartere und dünnere Gefäfsschicht, als andere gefäfslose Theile, wie die Knorpel, welche evident von den nächstliegenden gefäfshaltigen Häuten ihr Ernährungsmaterial erhalten. Ferner sterben die inneren Gefäfsmembranen schnell nach Zerstörung der mittleren Haut, also nach Trennung von dem Capillarsystem ab, während sie nach einer Verstopfung des Gefäfslumens durch Faserstoffgerinnungen, welche das Durchströmen des Blutes verhindern, sich lange unverändert erhalten.

2) Die zur Entwickelung neuer und zur Ernährung bestehender Gewebselemente dienenden, aus den Gefäfsen fortdauernd austretenden Theile des Plasma kommen als gesonderte und in gröfseren Mengen an irgend einer Stelle der Gewebe wahrnehmbare Anhäufungen flüssiger oder fester Substanz nirgends zur Anschauung, selbst nicht in Organen, welche in der lebhaftesten

Entwickelung begriffen sind. Dafs in einem Gewebe zu gewissen Zeiten gröfsere Quantitäten organisirbarer Substanz austreten, erkennt man erst an dem Effecte, an der Zunahme organisirter Gewebselemente. Das zur Entwickelung neuer Zellen dienende Bildungsmaterial, das Cytoblastem ist als selbständige Flüssigkeit nicht wahrnehmbar. Niemals findet man da, wo sich später neue Gewebe entwickeln, eine Anhäufung von amorphem, flüssigem oder festem Bildungsmaterial, oder gar von geronnenem Faserstoff; ein Stadium, wo sich ein Organ oder Gewebe im amorphen cruden Zustande befindet, giebt es nicht. Die erste sichtbare Anlage eines Gewebes erscheint bereits als ein Aggregat von Zellen, und indem sich theils aus diesen Zellen selbst durch endogene Vermehrung oder zwischen ihnen neue Zellen entwickeln, und die dem speciellen Gewebe eigenthümlichen Metamorphosen erleiden, wächst das Organ. Die zur Bildung neuer und zur Ernährung und Entwickelung der bestehenden Gewebselemente dienenden Theile des Plasma treten, indem sie die Stelle der durch Resorption aus dem Gewebe zurückkehrenden Flüssigkeit einnehmen, continuirlich, aber in jedem Zeitmoment in so kleinen Mengen in das Gewebe aus und werden so schnell in organisirte Gewebsbestandtheile umgewandelt, dafs sie nie eine Anhäufung gröfserer Substanzmengen darstellen. Das in den Gefäfsen circulirende Blut ist die Flüssigkeit, welche alle zur Entwickelung der Organtheile nothwendigen Elemente enthält und bei ihrem Durchströmen durch die Capillaren fortdauernd das in jedem Zeitmoment zur Bildung erforderliche Material absetzt, das Blutplasma stellt daher gewissermafsen ein in gröfserer Menge angehäuftes Cytoblastem dar.

Ebenso verhält es sich mit der Ernährungsflüssigkeit für fertige Gewebe; auch diese ist nicht als gesonderte Flüssigkeit nachzuweisen. Während aller organischer Gewebsmetamorphosen, die wir nur künstlich in Neubildung, Ernährung und Rückbildung trennen, finden wir die Gewebe vom Blute her mit einer bestimmten Menge von Flüssigkeit getränkt, welche in die Gewebe imbibirt erscheint. Wir können hierbei nicht bestimmen, welcher Theil zur Umbildung und zum Ersatz der austretenden organischen Molecule bestimmt ist und welcher Theil aus den Geweben in den Kreislauf zurückkehrt. Wir können auch nicht entscheiden, ob bei dem Wachsthum und der Neubildung gröſsere Flüssigkeitsmengen als bei der Ernährung bestehender Theile die Gefäſse verlassen, oder ob die austretenden Plasmatheile dort nur reicher an organisirbaren Bestandtheilen sind. Die Beobachtung zeigt nur, daſs in den verschiedenen Lebensperioden eines Gewebselementes mehr oder weniger groſse Menge von organisirbarer Substanz in Bestandtheile des Gewebes umgewandelt werden; hiernach unterscheiden wir auch die verschiedenen Phasen in der Metamorphose der Gewebe. Bei der ersten Entwickelung des Gewebes aus einer Zelle und bei dem Wachsthum des durch Metamorphosen dieser Zelle entstandenen Gewebselementes, z. B. einer embryonalen Muskelfaser, wird in jedem Zeitmoment eine gröſsere Menge organisirbarer Substanz auf dem Wege der Intussusception zu Bestandtheilen des Gewebselementes, als gleichzeitig durch Resorption entfernt wird; das Gewebe nimmt an Umfang zu. Während des Zustandes, welchen man als Ernährung eines fertigen Gewebes bezeichnet, behält das letztere seine Form und sein Volumen; bei der hier auch wohl überall stattfindenden Regeneration und Ersetzung alter, durch die Action des Gewebes untauglich gewordener Gewebsmolecüle, ist die Menge der sich neu erzeugenden Substanz etwa gleich der der Resorption anheimfallenden alten. In der Rückbildung, welche mit dem völligen Verschwinden eines histologischen Elementes endet, überwiegt in den einzelnen Zeitmomenten die Resorption; es treten aus dem Gewebe gleichzeitig mehr Theile, aus als neu erzeugt werden, oder es hört dieser letztere Proceſs ganz auf; das Element verkleinert sich und verschwindet endlich ganz, ohne daſs wir eine Abnahme oder Verminderung der in dem Gewebe imbibirten Flüssigkeiten wahrnehmen könnten.

Dieselben Verhältnisse gelten auch für die in Höhlungen eines Organs normal angehäuften Flüssigkeiten. In diesen, wie auch im circulirenden Blute kommen bisweilen, z. B. in der Synovia, Zellen suspendirt vor; in diesen Fällen kann man aber die ganze Flüssigkeit nicht als ein Cytoblastem betrachten. Sie enthält nur aufser Bestandtheilen, welche nicht zur Bildung von organisirten Elementartheilen fähig und amorph sind, andere beigemischt, welche zur Bildung und Ernährung der geformten Bestandtheile dienen.

3) Alle Gewebsentwickelung geht von der Zellenbildung aus. Die ersten Anlagen aller Organe und Elementartheile sind überall formell gleiche Elemantargebilde, die sogenannten Kernzellen. Es sind dies Bläschen, äufserlich geschlossen durch eine structurlose Membran, die Zellenmembran, deren Innenfläche an einer Stelle ein zweiter bläschenartiger Körper, der Kern, anliegt; der zwischen diesem und der Zellenmembran befindliche Raum wird von einer mehr oder weniger consistenten Flüssigkeit, welche häufig einzelne Körnchen und Molecüle suspendirt enthält, dem Zelleninhalte ausgefüllt. Häufig, aber nicht constant und nur, sobald die Zelle einen bestimmten Grad der Entwickelung erreicht hat, bilden sich im Kern ein oder mehrere kleinere bläschenartige Körper, die Kernkörper, aus.

Mit der Bildung dieser Zellen beginnt die Entwickelung eines Gewebes. Indem diese Zellen eine Reihe verschiedener Metamorphosen erleiden, theils dabei getrennte Bläschen bleiben, theils miteinander zu Röhren, Faserbündeln u. s. w. verschmelzen, entstehen Elementartheile von der Form, wie sie der erwachsene Organismus und das völlig entwickelte Gewebe zeigt, deren Umfang aber nur geringer ist, als der der letzteren. Bis hieher kann man die Gewebsmetamorphose als erste Entwickelung bezeichnen. Die fernere Vergröfserung der Elementartheile durch Intussusception bis zu der Gröfse, welche sie im entwickelten Körper erreichen, oder bei den sich dauernd regenerirenden Theilen von Epithelien und Blut bis zu der Gröfse, welche für diese Lebensperiode für sie das Typische ist, unterscheidet man wohl als Wachsthum. Die Periode, in welcher ein Gewebselement, bei fortwährendem Stoffwechsel und wahrscheinlich dauernder Regeneration seiner Molecüle, ungefähr denselben Umfang behält, stellt die Ernährung des entwickelten Gewebes dar. Endlich kommt für viele Gewebe, zumal im höheren Alter, eine Periode, wo sie an Umfang abnehmen oder ganz verschwinden; dies ist die Rückbildung, Atrophie. Natürlich findet auch in diesen Vorgängen immer eine Ernährung bestehender Theile Statt. (S. Nr. 2.)

4) Die im Capillarkreislauf sichtbaren Circulationserscheinungen zeigen in den verschiedenen Vorgängen der organischen Gewebsmetamorphose der Entwickelung, des Wachsthums, der gleichförmigen Ernährung und Rückbildung keine wesentlichen Differenzen. Namentlich beobachtet man da, wo eine lebhafte Neubildung Statt findet, keine nachweisbare Verlangsamung des Blutkreislaufes, keine vermehrte Anhäufung der rothen Blutkörper oder ein Stocken derselben. Im Embryo geht der Kreislauf eben so regelmäfsig und ohne Anhäufung der Blutkörper an bestimmten Stellen vor sich, wie im Erwachsenen. Wenn Organe, in welchen eine Neubildung von Geweben vor sich geht, eine röthere Farbe zeigen als zuvor, so hängt dies von der Entwickelung gröfserer Mengen von Gefäfsen ab; aber eine erhebliche Abweichung der Circulationserscheinungen ist nicht nachgewiesen und eine periodische erhebliche Verlangsamung und Stockung der Circulation findet gewifs nicht Statt. Alle diese in dem Resultat verschiedenen Vorgänge der Gewebsmetamorphose finden bei den Phänomenen einer ungehinderten und vielleicht ganz gleichen Circulation Statt.

Ueberblicken wir nach diesen Vorbemerkungen die Veränderungen, welche die Gewebe und Organe in pathologischen Processen erleiden, so begegnen wir zunächst einer Klasse Structurveränderungen, welche vorzugsweise auf einer Neubildung von bleibenden Gewebselementen beruhen. Die Bildung und Entwickelung der Elemente geht nach den für die physiologische Gewebsbildung gültigen und hier erwähnten Gesetze vor sich. Die einzelnen histologischen Elemente entwickeln sich bei ungehemmter Circulation aus Elementarzellen, welche hier, sobald das gebildete Gewebe zu den im Körper vorkommenden permanenten Geweben gehört, dieselben Metamorphosen durchmachen, wie die Zellen in der embryonalen Entwickelung des Gewebes. Diese in dem Modus der Gewebsentwickelung weder unter sich noch von der embryonalen Entwickelung verschiedenen Vorgänge unterscheiden wir nach den pathologischen Processen, unter denen wir ihnen begegnen, so wie nach gewissen äufseren Gestaltungen, in welchen sich jene Gewebe zeigen. Wir wollen als concretes Beispiel das Fettgewebe wählen. Dies erzeugt sich auf überall gleiche Weise in verschiedenen Vorgängen. So sehen wir dasselbe bei der Heilung einer Fractur sich weiterhin neu erzeugen, sobald sich die Markhöhle an der Fracturstelle wieder entwickelt. Die Neubildung erfolgt hier an einer Stelle, in welcher das Gewebe früher durch mechanische Zerreifsung, Entzündung, u. s. w. untergegangen war, also an einem durchaus normalen Orte; sie überschreitet auch die dem normalen Bau des Knochens eigene Ausdehnung der Markhöhle nicht; sie stellt also hier den durch frühere krankhafte Processe gestörten normalen Bau des Knochens wieder her, und das Pathologische beruht lediglich darin, dafs krankhafte Zustände eine Neubildung des sonst hier vorhandenen entwickelten, sich aber nicht neu erzeugenden normalen Gewebes veranlafsten. Diese Art der Gewebsbildung bezeichnet man als Regeneration des Gewebes. Die Summe der neu erzeugten Elemente übersteigt die hier im Normalzustande vorhandenen nicht.

In anderen Fällen entstehen neue Gewebselemente an Orten, wo sie im Normalzustande vorkommen, und zwar neben und zwischen den bestehenden Elementen, so dafs das Gewebe oder Organ mit Beibehaltung seiner früheren Configuration und Zusammensetzung an Umfang zunimmt und eben eine abnorme, vom physiologischen Zustande abweichende Ausdehnung und Gröfse erreicht. Diesen Zustand nennen wir Hypertrophie, und die abnorme Fettleibigkeit beruht auf einer solchen Vergröfserung des Fettzellgewebes im Panniculus adiposus und der fetthaltigen Bindegewebsschichten in inneren Organen.

In einem dritten Falle erzeugen sich Gewebselemente an Orten, welche dieselbe im Normalzustande nicht enthalten, und bilden dann gewöhnlich mehr oder weniger scharf abgegränzte Anhäufungen dieser Gewebe innerhalb eines bestimmten Organs. So beobachtet man Anhäufungen von Fettzellgewebe an Theilen des Gehirns, auf der unteren Fläche des Fornix, an Austrittstellen von Nerven, wo dies Gewebe durchaus im Normalzustande fehlt. Man bezeichnet hier die Bildung eines solchen Gewebes als accidentelle und die von ihnen gebildeten Massen als Geschwülste. Unter dieser Benennung umfafst man indefs gewöhnlich zugleich auch diejenigen Fälle, wo histologische Elemente, selbst wenn sie sich an einem Orte, welcher sie im Normalzustande enthält, entwickeln, nicht in der Form und Configuration des bestehenden sich anlagern, sondern zusammenhängende compacte Massen bilden, welche in einer bestimmten, von der Ausbreitung des sie enthaltenden Gewebes abnormen Richtung wuchern. So entstehen die meisten aus Fettzellgewebe gebildeten Geschwülste, die sogenannten Lipome, von dem bestehenden Fettgewebe, subcutanen Fettgewebe u. s. w. aus. Allein die sich dauernd neubildenden Gewebselemente entstehen nicht über die ganze Fläche des subcutanen Gewebes, so dafs eine allgemeine Dickenzunahme desselben bedingt würde, sondern die Gewebswucherung geht gewissermafsen von einem bestimmten Puncte, der die erste Anlage der Geschwulst enthält, excentrisch weiter, so dafs sich eine umschriebene Masse von immer gröfserer Ausdehnung hier entwickelt.

Man könnte daher auch in einem solchen Falle das Lipom als einen localen Hypertrophirungsprocefs auffassen, und die Grenzen sind daher in diesen Fällen nicht ganz strenge, so wie wir überhaupt sehen werden, dafs die verschiedenen Formen pathologischer Structurveränderungen mannigfach in einander übergehen, da eben viele krankhafte Processe die Bedingungen zur Ausbildung anatomisch verschiedener Störungen, enthalten und aufserdem in demselben Individuum sich verschiedene krankhafte Processe combiniren können und so auch in den Structurveränderungen uns combinirte Vorgänge erscheinen. Der Regenerationsprocefs nach einer Verletzung wird oft durch ein bestehendes Allgemeinleiden wesentlich verändert, und dem hier sich bildenden Gewebe die Neigung zu einer über den physiologischen Zustand hinausgehenden Neubildung und Wucherung von Geweben mitgetheilt. Allein trotzdem lassen sich gewisse Categorieen, der Beobachtung einfacher, uncomplicirter Vorgänge entnommen, festhalten, und zusammengesetztere Formen auf Combinationen einfacher Processe zurückführen. Ebenso liegen auch oft Unterscheidungen, welche auf den ersten Anblick nur formell erscheinen und vielleicht zuerst nach rein äufserlichen Characteren construirt worden sind, wesentliche Differenzen in den Grundprocessen, welche die Störungen veranlafsten, zu Grunde, und berechtigen daher auch vom pathologischen und physiologischen Standpuncte zu solchen Unterschieden. So ist z. B. die allgemeine Hypertrophie des Fettgewebes zunächst von allgemeinen Verhältnissen der Blutmischung abhängig, beruht häufig auf einem excessiven Genusse von Nahrungsmitteln, findet sich in ihren höchsten Graden constant mit abnormen Zuständen innerer Organe vereinigt, und ist daher der Ausdruck einer durchaus veränderten Ernährung und Function des Gesammtorganismus; während bei den Lipomen diese Verhältnisse ganz fehlen können, und die Ursache zur vermehrten Gewebsbildung in durchaus örtlichen, allerdings nicht näher gekannten Verhältnissen beruht. Sie bestehen daher ohne jegliche andere Veränderung des Organismus und des anderen Gewebsabschnittes, aus dem sie hervorwachsen, und erscheinen, nachdem der so alienirte Theil exstirpirt ist, in vielen Fällen nicht wieder. Wir werden daher die zuvor erwähnten Kategorieen der Neubildung von Geweben auch in der dort genannten Weise beibehalten, da genetische differente Processe, welche für die practische Medizin eben immer die wichtigsten behufs der Erkenntnifs sind, ihnen häufig zu Grunde liegen.

An diese pathologische Neubildung von Geweben schliefsen wir die hierbei so häufig und in gewissen Formen constant auftretenden Abscheidungen amorpher, meist flüssiger Substanzen an. Sie werden hier in Räumen, welche diese neugebildeten oder benachbarte normale Gewebe bilden, abgeschieden und zwar in ähnlichem Typus wie solche Stoffe sich im gesunden Organismus ablagern: nämlich ohne wesentliche Kreislaufsstörung und langsam, indem fortwährend von der die Gefäfse verlassenden Flüssigkeit ein Theil nicht in Gewebselemente umgewandelt wird, sondern amorph bleibt. Durch diese Art der langsamen Absonderung unterscheiden sie sich von den rasch und unter Kreislaufsstörungen abgesetzten amorphen Entzündungsexsudaten und Extravasaten, wie auch ihre chemische und physikalische Beschaffenheit häufig von jenen abweicht.

Eine zweite Klasse von Structurveränderungen und einen Gegensatz zu der vorigen bilden die sogenannten Atrophieen. Sie erzeugen eine Volumsabnahme der afficirten Gewebe, indem bei sonst normalen Kreislaufserscheinungen die Elemente derselben durch Ueberwiegen der Resorption über die Substanzanbildung sich langsam und unmerklich verkleinern und schliefslich ganz verschwinden; sie bilden sich also nach dem Typus der normalen Rückbildung eines Gewebes im physiologischen Zustande des Organismus.

Dieser Vorgang combinirt sich, wie in der embryonalen Entwickelung häufig mit gleichzeitiger Gewebszunahme eines anderen benachbarten und innig mit dem ersteren verbundenen histologischen Elementes. So atrophirt und verschwindet durch Resorption bei der Wiedererzeugung der Markhöhle und des darin enthaltenen Fettgewebes, der früher jene Höhle erfüllende knöcherne Callus, wie ganz ähnlich die Bildung der Markhöhle eines normalen Knochens im Embryo nur durch Resorption fester Knochensubstanz möglich wird. Allein dieser Procefs erscheint auch unabhängig von diesen Verhältnissen als ein selbstständiger in einem Gewebe oder gleichzeitig an den verschiedenen anderen ein Organ zusammensetzenden histologischen Elementen, so dafs derselbe eben der alleinige krankhafte Vorgang eines Theiles ist. So verschwindet das Fett vollständig in hohen Graden von Marasmus aus den sonst fetthaltigen Theilen; Muskeln, Nervenfasern werden nach Aufhebung ihrer Function atrophisch und schwinden ganz. Nur diese selbstständige Atrophie soll Gegenstand einer besonderen Betrachtung sein, da die mit Wucherungen eines Theils sich combinirende Atrophie besser mit diesen gemeinschaftlich betrachtet wird.

Eine dritte Klasse von Structurveränderungen, welche sich gleichfalls ohne sichtbare Störung der Circulation entwickeln, bilden Zustände, welche auf einer Abnormität der Gewebselemente selbst beruhen, indem diese bald eine excessive Gröfse oder Kleinheit zeigen, oder neben dem gewöhnlichen sichtbaren Theile noch andere fremdartige Bestandtheile z. B. Fettmolecüle, welche durch den ganzen Elementartheil zerstreut sind, enthalten, oder sich in der Weise verändern, dafs aus dem Elementartheile ein normaler Stoff verschwindet, z. B. das Fett in den Fettzellen, die Kalksalze in den Knochen bei Osteomalacie u. s. w. Es sind dies diejenigen Vorgänge, welche Henle als Heterophieen bezeichnet hat, und die gewissermafsen Abnormitäten bestimmter Gewebselemente sind, welche unter Veränderungen in der Ernährung, welche wir nicht näher kennen, sich bilden.

Sie kommen an den normalen Geweben des Organismus, an pathologisch durch Regeneration oder Geschwulstbildung neu erzeugten vor; so werden durch gewisse Bäder aus dem Fracturencallus die Salze resorbirt, und die Erfüllung mit feinkörnigem Fett und die Verkalkung kommt an Geschwülsten und ihren Elementartheilen häufig genug vor.

Die vierte Klasse pathologisch anatomischer Veränderungen characterisirt sich dadurch, dafs bei ihnen stets eine wesentliche Veränderung in den Circulationserscheinungen vorhanden ist. Sie gehen entweder hiervon aus und beruhen hierauf als auf ihrer nächsten Ursache oder, wenn auch diese letztere vielleicht von einem andern Gewebe ausgeht, so combinirt sich eine Circulationsstörung sofort mit ihnen. Sie haben, indem sie die für alle organischen Gewebsmetamorphosen in ihrer Integrität nothwendige Circulation beeinträchtigen, daher auch mehr oder minder wichtige Störungen in der Ernährung und Entwickelung eines Gewebes zur Folge oder heben diese vollständig auf. Es gehören hierher die Entzündung, die Wassersuchten, die Apoplexieen und der Brand.

Mit Ausnahme des Brandes, in welchem alle Circulation erlischt, haben sie einen abnorm vermehrten Austritt von Bestandtheilen des Blutplasma oder selbst von den körperlichen Theilen des Blutes zur Folge, welche sich in den afficirten Geweben anhäufen, gewöhnlich eine Anschwellung derselben bedingen, und je nach dem zu Grunde liegenden Procefs als Exsudat oder Extravasat bezeichnet werden. Die Anwesenheit dieser die Organe erfüllenden Bestandtheile von Blutplasma characterisiren daher auch diese Processe, wenn nicht schon der Theil völlig abgestorben ist. Diese Vorgänge können als normale oder pathologische in neugebildeten Geweben auf jedem Zustande der Entwickelung eintreten, und einzelne Geschwulstformen, wie die krebsigen, zeigen sogar das Eigenthümliche, dafs, sobald sie eine gewisse Gröfse erreicht, Störungen in der Circulation sich in ihnen entwickeln.

Diese Klasse pathologischer Structurveränderungen bildet zu den vorigen in sofern einen Gegensatz, als sie alle Gewebsbildung beeinträchtigt, und daher auch die verschiedenen Bildungsprocesse und Ernährungserscheinungen hemmt. Sie enthält Processe, welche destructiv in Bezug auf die Bildung permanenter oder überhaupt nur eine bestimmte Zeit dauernder Gewebe sind. Durch diese Destruction veranlassen sie aber häufig einen nachträglichen Regenerationsprocefs, eine später erfolgende Neubildung von Geweben.

Die specielle Betrachtung der einzelnen Processe zeigt eine fortwährende Combination der Zustände, welche ohne Circulationsstörung eintreten, mit solchen, die sich direct aus Störungen im capillaren Kreislaufe entwickeln, so dafs diese Trennung der einzelnen Processe in der Wirklichkeit nicht mehr existirt. So werden die Veränderungen, welche sich aus der Entzündung herausbilden, oft die Veranlassung zu Neubildung von Geweben; wir sind genöthigt, sobald wir den Versuch machen, die Vorgänge durch Hülfe des Experimentes genauer zu betrachten, den einen Vorgang durch den andern zu erläutern. Wir müssen eine Entzündung veranlassen, um an ihr die Neubildung demonstriren zu können. — Wir beginnen mit der Schilderung der Regeneration der Gewebe.

II. Von der Regeneration.

Die Fähigkeit, an der Stelle eines Substanzverlustes neue Gewebe wiederzuerzeugen, ist allen thierischen Organismen eigen. Niedere Thiere besitzen dieselbe in einem besonders hohen Grade und können zusammengsetzte Organe, wie das Auge, oder gröſsere Abschnitte des Körpers, ganze Extremitäten, reproduciren.

Beim Menschen beschränkt sich dagegen die Regeneration nur auf Neubildung einzelner Gewebe. Eine Zahl von Geweben entwickelt sich nämlich nach Trennungen ihrer Continuität oder gröſseren Substanzverlusten am Orte der Verletzung niemals wieder. Hierhin gehören die Drüsenelemente der gröſseren Drüsen, wie der Niere, Leber, des Pancreas, der Speicheldrüse, Brustdrüse, des Ovarium, die eigenthümlichen Elemente der Blutgefäſsdrüsen, die quergestreiften Muskelfasern, die permanenten Knorpel und andere. Andere Gewebe, wie die Nerven, Knochen, das Hautgewebe mit seinen Drüsen und Haarbälgen, das Fettgewebe, die Linse, die Cornea, sind regenerationsfähig, aber nur in einem beschränkten Maſse und unter bestimmten Bedingungen. So erzeugt sich nach Fracturen einzelner Knochen, wie der Patella, oder an Trepanationswunden in der Regel kein Knochengewebe wieder, und auch die Bruchenden anderer Knochen vereinigen sich durch Knochensubstanz nur dann wieder, wenn die Bruchenden nicht durch zu groſse Zwischenräume getrennt sind. Ebenso bildet sich Nervensubstanz nur wieder, wenn eine kurze Strecke eines Nerven excidirt oder sonst wie zerstört wurde. Fettgewebe bildet sich gewöhnlich nur bei der Wiederherstellung der Markhöhle an der Stelle einer Knochenfractur, während Narben im *panniculus adiposus* fettlos bleiben.

Unter den gefäſshaltigen Geweben ist jedoch eins, das Bindegewebe, welches bei Trennungen in der Continuität und gröſseren Substanzverlusten in gefäſshaltigen Theilen constant sich neu erzeugt, und nicht nur die aus Bindegewebe zusammengesetzten Theile, sondern auch die nicht regenerationsfähigen Gewebe wieder vereinigt, so wie ferner die Räume ausfüllt, welche da entstehen, wo ein regenerationsfähiges Gewebe sich nicht vollständig in seiner Continuität wiederherstellt. Das allgemeine Auftreten dieses Gewebes, so wie die fast ganz gleiche Beschaffenheit, welche es überall, wo es sich in den genannten Fällen entwickelt, darbietet, bestimmen uns, dasselbe hier im allgemeinen Theile näher zu betrachten, während die Reproduction der anderen Gewebe in den speciellen Theil gehört.

Die einfachste Form dieser Regeneration des Bindegewebes sehen wir bei der Heilung der Wunden: ein Vorgang, welchen man nach gewissen Modificationen bekanntlich in eine Heilung mit directer Verklebung der Wundränder (Heilung *per primam intentionem*) und in Heilung mit Eiterbildung (*per secundam intentionem*) unterscheidet.

Heilung *per primam intentionem*.

Die Heilung mit directer Verklebung der Wundränder ist der kürzeste Weg der Wiedervereinigung der verletzten Theile. Damit dieselbe zu Stande kommen kann, ist es nothwendig, daſs die erheblicheren Blutungen aus gröſseren Gefäſsen nach der Schlieſsung der Wunde aufhören. Immer dauert jedoch aus den durchschnittenen kleineren Gefäſsen eine, wenn auch nur geringe, Blutung kürzere oder längere Zeit hindurch fort; das ergossene Blut sammelt sich dabei zum Theil in dem

Wundkanal an, zum Theil infiltrirt es die an diesen angrenzenden Gewebe, zumal die von lockerem Bindegewebe gebildeten Schichten, welche man oft weithin von der verletzten Stelle mit extravasirtem Blute erfüllt findet. Indem nun das Blut an den genannten Orten gerinnt, bewirkt es eine Verklebung der Wundränder mit einander.

Bald nach der Verletzung und als eine nothwendige Folge derselben entwickelt sich in den Wundrändern immer ein gewisser Grad von Entzündung, wobei die Wundränder durch ein in sie abgesetztes Exsudat von seröser oder gleichzeitig faserstoffhaltiger Flüssigkeit mehr oder weniger anschwellen. Dies Exsudat, von welchem ein Theil gleichfalls gerinnt, mischt sich mit dem aus den verletzten Gefäfsen direct ausgetretenen Blute.

Wir finden also nach einer bestimmten Zeit die Wundhöhle mit einem hauptsächlich aus dem extravasirten Blute herrührenden Gerinnsel gefüllt, welches innig den gleichfalls mit geronnenen Extravasat und Exsudat infiltrirten Wundrändern adhärirt. Die Umgebung der letzteren erscheint mehr nach aufsen zu mit einem vorwiegend serösen, durch die leichteren Entzündungsgrade gesetzten Exsudate erfüllt.

Im weiteren Verlauf läfst nun die Entzündung nach; hiermit vermindert sich die Anschwellung der Wundränder, indem die hier befindlichen serösen Exsudate mehr und mehr resorbirt werden.

Die nächste Veränderung, welche wir nach diesen Vorgängen und gleichzeitig mit der Rückkehr eines regelmäfsigen Kreislaufs in der Umgebung der Wunde eintreten sehen, ist die Abgrenzung der theils durch die Verletzung selbst lädirten, theils durch die feste Umschliefsung mit geronnenem Blute und durch die Entzündung unbrauchbar gewordenen und einer weiteren Ernährung unfähigen Gewebselemente; also eine Necrose, welche die der Wundfläche zunächst liegenden Theile vorzugsweise und zwar bis zu einer verschiedenen Tiefe hin betrifft. Die hierbei aufser Ernährung gesetzten Gewebe trennen sich jedoch nicht in einer auffallenden und äufserlich schon wahrnehmbaren Weise ab, sondern bleiben theils mit dem Faserstoffgerinnsel der Wundhöhle, theils mit den an ihrer äufseren Fläche neu sich entwickelnden Geweben in einem, wenn auch nur mechanischen, Zusammenhange.

An der Grenze dieser necrotisirten Elemente beginnt nun von den in ihrer Structur erhaltenen Theilen aus die Regeneration. Aus den hier befindlichen Gefäfsen, in welchen sich bereits wieder ein regelmäfsiger Kreislauf hergestellt hat, tritt, wie bei der embryonalen Gewebsbildung, Plasma in kleinsten Portionen aus und wird sogleich in die ersten Elemente und Anlagen der sich neu entwickelnden Gewebe, hier Bindegewebe und Gefäfse, umgewandelt. Schon nach Verlauf von zwei Tagen kann man in günstigen Fällen hier bei der mikroskopischen Untersuchung eine Lage von Zellen erkennen, welche sich durch die später zu erwähnenden Eigenschaften unzweifelhaft als junge Bindegewebszellen characterisiren. Indem nun an und zwischen den so gebildeten Gewebselementen wieder neue Zellen entstehen, wächst diese Schichte von jungem Gewebe und läfst sich am vierten Tage schon als eine zusammenhängende zarte gefäfshaltige Lage von gallertiger Consistenz und röthlich grauer Farbe in dem ganzen Umfang der Wunde erkennen. Die äufsere Fläche liegt dem unverletzten Gewebe im Umkreise der Wunde an; die innere Fläche ist nicht ganz glatt, sondern zeigt hie und da Hervorragungen; auch sieht man bisweilen einzelne längere gefäfsreiche Fortsätze eine Strecke weit nach innen zu gegen den Wundkanal zwischen dem dort gelegenen Theile vordringen.

Während nun diese Bindgewebsschichte sich durch Anlagerung neuer Elemente mehr und mehr verdickt, werden gleichzeitig die sie berührenden Theile von necrotisirten Geweben ebenso wie der Faserstoff, welcher theils diese letzteren umschliefst, theils, rothe Blutkörper enthaltend, im Wundkanale liegt, mehr und mehr resorbirt und verschwinden schliefslich ganz, worauf nun die sich berührenden Flächen des Bindegewebes mit einander verwachsen. So erscheinen also dann die verletzten Gewebe durch neues Gewebe, durch eine Narbe, mit einander wiedervereinigt. Der so eben beschriebene Vorgang von Gewebsbildung ist jedoch nicht allein auf die Oberflächen der Wundränder beschränkt, sondern setzt sich noch zwischen die, den Wundkanal umgebenden Gewebe mehr oder weniger tief hinein fort, besonders in dem subcutanen Bindegewebe. Man findet daher an der centralen, den Wundkanal ausfüllenden Narbe immer Anhängsel und Verlängerungen, welche sich mehr oder weniger tief in die benachbarten Gewebe hinein erstrecken, ebenso wie auch die Extravasation von Blut nach der Verletzung mehr oder weniger tief dieselben infiltrirte.

Sobald die Vereinigung der Wunde durch eine junge Narbensubstanz geschehen, überzieht sich auch die Oberfläche der letzteren mit einem Epithel, späterhin können sich darin dann noch Haarbälge u. s. w. wiedererzeugen.

Den auf die so eben beschriebenen Weisen *per primam intentionem* heilenden Schnittwunden ganz gleich verhalten sich die subcutanen Operationswunden bei der Tenotomie, u. s. w. Durch die Zurückziehung der durchschnittenen Muskeln und Sehnen entsteht an der Wundstelle eine verhältnifsmäfsige grofse Lücke in den Geweben, welche meist durch Blutcoagulum, bisweilen jedoch auch durch ein faserstoffhaltiges und mehr oder weniger fest und zusammenhängend gerinnendes und nicht sehr zahlreiche Blutkörper einschliefsendes Entzündungsproduct ausgefüllt wird. Auch hier bildet sich dann alsbald an der Grenze der verletzten Gewebe neues Bindegewebe, welches sowohl die Lücke des Substanzverlustes ausfüllt, wie auch ziemlich weit in die benachbarten Gewebe sich hineinerstreckt und schliefslich die Form einer spindelförmigen Masse besitzt, deren zugespitzte Enden die durchschnittenen Muskel- oder Sehnenenden, wie der Knochencallus die Fracturenden, umfassen.

Ferner verhalten sich ebenso die Stichwunden, sobald in den Wundrändern keine bedeutende Entzündung sich entwickelt, ebenso unter denselben Verhältnissen auch die Rupturen.

Heilung *per secundam intentionem.*

Die Heilung der Wunde mit Eiterung unterscheidet sich von der zuvor beschriebenen Form durch den Mangel einer directen Verklebung der Wundränder, so wie ferner durch den Umstand, dafs an der Oberfläche der neugebildeten Bindegewebsschichte fast während der ganzen Dauer des Heilungsprocesses eine Bildung von Eiter Statt findet. Nachdem die Blutung aus gröfseren Gefäfsstämmen aufgehört, sieht man hier von der Wundfläche in der nächsten Zeit eine dünne blutig-seröse mit gröfseren oder kleineren Blutgerinnseln gemischte Flüssigkeit abfliefsen, welche theils von einer fortdauernden Blutung aus kleineren Gefäfsen herrührt, theils ein Product der Entzündung der Wundränder ist, welche bei dieser Form der Heilung stärker zu sein pflegt, als bei der vorigen.

Diese Wundflüssigkeit wird nun mit dem allmähligen Aufhören der capillaren Blutungen heller, weniger reich an farbigen Blutkörpern, dabei auch sparsamer; späterhin bekommt sie eine gelbliche Farbe, wird consistenter und zeigt zuletzt bei nicht umfangreichen Wunden gegen den 4ten Tag, bei gröfseren Verletzungen meist später die Beschaffenheit des gewöhnlichen guten Eiters. Sie ist eine geruchlose, rahmartige, gelbe Flüssigkeit, welche unter dem Mikroskop in einem durchsichtigen Fluidum junge ein- und mehrkernige Zellen von ihren ersten Entwickelungsstufen an bis zu einer Gröfse von 0,005''' zeigt. Die hier in grofser Menge sich vorfindenden Elemente zeigen sich auch schon früher, wenn die Flüssigkeit eine blutig-seröse Beschaffenheit zeigt; sie werden dann allmählig immer reichlicher, je mehr die Wundflüssigkeit den Character des Eiters bekommt. Mit diesen flüssigen Producten werden nun auch die sich hier necrotisirenden obersten Gewebslagen der Wundfläche gleichzeitig entfernt.

Sobald diese Gewebe gröfstentheils entfernt und die Wundflüssigkeit den Character des gewöhnlichen Eiters erhalten, wird jetzt auch das neugebildete Bindegewebe deutlich erkennbar. Es erscheint als eine die Gewebe der Wundfläche bekleidende, zusammenhängende, weiche, gefäfsreiche Schichte von blafsrother Farbe; die innere freie Fläche erscheint auch hier nicht glatt, sondern bildet eine Menge kleiner rundlicher Hervorragungen, die sogenannten Fleischwärzchen, Granulationen. Die erste Entwickelung dieser Gewebsschichte geschieht ebenso wie die der Bindegewebslage, welche sich bei der Heilung der Wunden *per primam intentionem* bildet; wie diese wächst sie fort, indem aus den neugebildeten Gefäfsen an und zwischen den bestehenden Elementen Plasma in kleinsten Portionen austritt und sich in die ersten Anlagen der Gewebe umwandelt. Wir finden hier nur die Erscheinung, dafs auf der Oberfläche der granulirenden Schichte während der ganzen Dauer des Heilungprocesses gleichzeitig eine organisationsfähige Flüssigkeit abgesetzt wird, in welcher sich sogleich Zellen bilden; diese werden jedoch nicht mehr zu Elementen der Granulation, sondern fliefsen mit dem sie suspendirt enthaltenden Serum fortwährend von der Wundfläche ab. Erst gegen das Ende des Heilungsprocesses, sobald schon der gröfste Theil der Wunde mit Granulationen ausgefüllt ist, hört oft der Eiterungsprocefs auf. Der die Wundfläche bedeckende Eiter trocknet ein und unter der so gebildeten Kruste wächst nun das Bindegewebe fort, überzieht sich nachträglich mit einem Epithelium, und die Kruste wird alsdann abgestofsen.

Sobald die Granulationen der gegenüberliegenden Wundflächen so weit sich vergröfsert haben, dafs sie einander berühren, verwachsen sie mit einander und bilden eine auch in ihrem Gefäfssystem zusammenhängende Masse; bei tieferen Schnittwunden wird dies natürlich zuerst an den Wundwinkeln und den von hier aus in die Tiefe der Wunde sich fortsetzenden Theilen der Fall sein, also überhaupt an den Stellen, wo die Continuitätstrennung der Gewebe endigt.

Hier tritt also zuerst eine Ausfüllung der Substanzlücke ein; indem nun alsbald das neugebildete Gewebe sich weiterhin contrahirt, eine Eigenschaft, auf die wir sogleich noch zurückkommen wollen, werden die Wundränder immer mehr genähert und die Wundhöhle so verkleinert. Diese letztere füllt sich durch die fortdauernde Bildung von Granulationen ganz aus und überzieht sich nun mit einem Epithelium, was sich dann ausbildet, sobald die Granulation eben das Niveau der Haut an einer Stelle erreicht hat. Im normalen Verlauf geschieht dies gewöhnlich eben von den Rändern der Wunde aus, indem ja hier die ersten Granulationen von der Höhe der Hautoberfläche erscheinen. Sobald dies geschehen, haben wir nun wie bei der Heilung der Wunde *per primam intentionem* die Substanzlücke mit einem noch gefäfsreichen, an einer Oberfläche mit einem Epithelium bekleideten Bindegewebe ausgefüllt und somit ist die Narbe gebildet. Der Vorgang der Heilung der Wunden *per primam* und *secundam intentionem* unterscheidet sich daher nur dadurch einigermaafsen wesentlich, dafs auf der Oberfläche des sich regenerirenden Bindegewebes in dem letzteren Falle eine Eiterung erfolgt, dafs mit dieser die necrotisirten Gewebselemente direct fortgeschwemmt werden, während bei der Heilung *per primam intentionem* jene Eiterbildung fehlt und die necrotisirten Elemente mit dem geronnenen Faserstoff der Wundhöhle durch Resorption entfernt werden. Zugleich ist die Dauer der Bildung und die Menge des neugebildeten Bindegewebes und somit die spätere Narbe bei einer mit Eiterung heilenden Wunde natürlich bedeutender, als da, wo dieser Procefs durch die *prima intentio* gelingt.

Bei der Heilung von Wunden mit Substanzverlust auf Schleimhäuten fehlt oft, z. B. im Darmkanal, die warzige, granulirte Oberfläche an der sich neu bildenden Bindegewebsschichte; diese ist mehr glatt und gleichförmig; auch ist auf ihrer Oberfläche die Eiterproduction geringer als wie bei den Wunden der äufseren Bedeckungen und des Stammes.

Aber auch hier bei der *secunda intentio* beschränkt sich die Neubildung von Geweben nicht auf die Oberfläche des Wundbeckens; bei ausgedehnteren Verletzungen geht auch hier ein Theil der Gewebe in der Nähe der Verwundung verloren, zumal von den aus Bindegewebe zusammengesetzten Theilen, welche theils durch Extravasation, theils durch die Entzündung leiden; diese Gewebe werden alsdann allmählig resorbirt, während sich in ihrer Umgebung Bindegewebe reproducirt und diese Lücke ausfüllt. Daher finden wir auch bei dieser Form der Heilung der Wunde jene Fortsetzungen, welche von der centralen Narbenmasse in die Umgebung sich erstrecken, und zwar sind diese hier im Allgemeinen bedeutender als wie bei der Heilung *per primam intentionem*.

Das nächste Resultat des Heilungsprocesses ist daher die Vereinigung der getrennten Theile durch ein neugebildetes an seiner Oberfläche mit einem Epithel bekleidetes Bindegewebe, und es ist an der Stelle der Verletzung eine Narbe entstanden.

Das Gewebe dieser Narbe ist anfangs noch gefäfsreich, dabei weich und mit einer ziemlichen Menge von Flüssigkeit getränkt, wie das embryonale Bindegewebe überhaupt. Weiterhin obliterirt jedoch ein grofser Theil der Gefäfse und geht zu Grunde, zugleich wird das übrige Gewebe derber, fester, verliert von seinem Gehalt an Flüssigkeiten und verkleinert während dieser Vorgänge mehr und mehr sein Volumen; das Narbengewebe zieht sich zusammen, wie man es gewöhnlich ausdrückt. Daher entstehen dann auch die Faltungen und strahlenförmigen Einziehungen, welche die Gewebe in der Umgegend gröfserer, zumal rundlicher Narben zeigen. Sobald diese Vorgänge einen gewissen Grad erreicht haben, tritt dann keine weitere Reduction in dem Volumen der Narbe ein, wie auch die übrige Structur derselben sich jetzt nicht mehr verändert.

Das so nun vollständig ausgebildete Narbengewebe bildet eine weifse, harte, gleichmäfsige, gefäfsarme Substanz, welches dem Sehnengewebe am meisten gleicht. Es besteht aus einem gefäfsarmen, schwer spaltbaren Bindegewebe, welches daher unter dem Mikroskop auch nicht die regelmäfsig geschwungenen Faserzüge des subcutanen Bindegewebes zeigt, sondern undeutlich faserig, wie aus einem Netze unregelmäfsig durch einander gewirrter Fasern zusammengesetzt erscheint. Dabei fehlen die im lockeren Bindegewebe mit Serum erfüllten Räume ganz. Die Gefäfse der Narbensubstanz haben einen einförmigen Verlauf und gehen bei gröfseren Narben gewöhnlich einander parallel laufend von der Peripherie gegen das Centrum hin.

Mit diesem seinem Bau stimmen auch die physiologischen Eigenschaften des Narbengewebes überein. Es entzündet sich bei seiner Gefäfsarmuth fast gar nicht, die Entzündungen der Umgebung begrenzen sich häufig an der Stelle einer Narbe; ebenso ist es keiner erheblichen entzündlichen oder serösen Infiltration fähig. Es besitzt dabei eine sehr geringe Regenerationsfähigkeit. Daher vermeidet man es auch in der Chirurgie bei plastischen Operationen Theile, welche noch Narbengewebe enthalten, zu vereinigen, da sie bei ihrer geringen Reproductivität sich nicht vereinigen und die Heilung *per primam intentionem* verhindern. Erleiden Theile mit Narbengewebe eine stärkere Reizung, so necrotisirt gewöhnlich das ganze Narbengewebe.

Wir wollen an diese Vorgänge der Heilung der Wunden noch die Fistelbildung anschliefsen, welche bei Wunden, eintritt, sobald durch diese eine mit Flüssigkeit erfüllte Cavität geöffnet wird, so z. B. die Bildung der Speichelfisteln, sobald der *D. Stenonianus* oder selbst kleinere Aeste der Speicheldrüsengänge geöffnet werden. Durch den fortdauernden Abflufs des Secretes werden die Granulationen, welche sich an dem Wundkanal bilden, verhindert sich zu vereinigen, und bilden daher nur einen den Wundkanal bekleidenden Ueberzug. Weiterhin gehen sie nun gleichfalls die gewöhnlichen Metamorphosen zu Narbengewebe ein, und es erscheint jetzt der Fistelgang mit einem harten schwieligen Narbengewebe in seiner Umgebung bekleidet. Am Eingange von der äufseren Haut her erscheint dasselbe mit einem Pflasterepithelium bekleidet, welches sich auch wohl durch die ganze Länge des Kanals fortsetzen kann. Indeſs habe ich dies bisher noch nicht beobachtet, da Objecte dieser Art immer sehr selten sind.

Dies Narbengewebe bleibt in manchen Fällen, nachdem es sich einmal gebildet, in dieser Weise stationär. In anderen Fällen, wo anhaltende Reizung Statt findet, wird es zum Theil wieder durch Entzündung zerstört, so daſs nun wieder eine Neubildung erfolgt.

Mit dem Schleimhautgewebe hat dasselbe keine Aehnlichkeit; es besteht zu einer gewissen Zeit aus Granulationen, welche ein sammetartiges, einer Schleimhaut ähnliches Ansehen darbieten können; und auf diesem Zustande kann es lange verharren. Später wird es jedoch vollständig characteristisches Narbengewebe. Gelingt es dem Secret seinen normalen Abfluſs wieder zu verschaffen, so heilen die Ränder erst nach Entfernung des schwieligen Narbengewebes zusammen.

Wir wollen jetzt noch einige Puncte der vorangehenden Darstellung etwas näher erörtern.

Wir haben in dem Vorigen die Regeneration des Bindegewebes als einen selbstständigen Bildungsproceſs betrachtet, der analog der embryonalen Entwickelung vor sich geht, und unabhängig ist von der Entzündung und den durch diese so wie durch Verletzung der Gefäſse selbst hervorgebrachten und in die Ränder und die Wundhöhle gesetzten Exsudationen. Wir stehen bei dieser Anschauung im Widerspruch mit den gangbaren Ansichten über diesen Gegenstand, indem man seit Hunter gewohnt ist, diese Vorgänge als bestimmte Formen der Entzündung aufzufassen oder doch diesem letzteren Processe einen bedeutenden Einfluſs bei diesem Hergange zuzuschreiben, besonders in der Weise, daſs dieselbe das Cytoblastem zur Bildung der neuen Gewebe liefern sollte, welche hier auftreten.

Wir haben erwähnt, daſs bei gröſseren Verwundungen kurze Zeit nach der Verletzung jener Zustand in den Wundrändern eintritt, welchen man als Entzündung bezeichnet, und den wir später erst näher betrachten können. Allein schon die älteren Chirurgen, Hunter selbst, haben zugegeben, dafs dieser Zustand bei kleineren Verletzungen, wo dann aber doch eine organische Wiedervereinigung der getrennten Theile zu Stande kommt, vollständig fehlen könne. Aber auch bei gröfseren Wunden sehen wir, dafs die Entzündung, sobald die Gewebsneubildung beginnt, bereits im Rückschritte ist, und dafs intensivere Entzündungsgrade überhaupt den Regenerationsprocefs, wo er bereits eingeleitet ist, vernichten oder wo sie sich früher entwickeln, denselben gar nicht zu Stande kommen lassen, so dafs erst mit der Beseitigung der Entzündung die Neubildung von Geweben in der Wunde beginnt. Diese in der Chirurgie so ganz bekannte Erfahrung zeigt, dafs diese beiden Processe durchaus wesentlich different sind; bei dem Bestehen eines sehr niedrigen Entzündungsgrades kann die Neubildung von Geweben in der Wunde schon beginnen; weiterhin verschwindet aber die Entzündung vollkommen. Bei der Heilung der Wunden *per primam intentionem* findet man Nichts, was auf einen irgendwie gestörten Kreislauf in den Wundrändern und dem sich neu bildenden Gewebe hindeuten könnte. Bei der Heilung der Wunden *per secundam int.* könnte man die Bildung von Eiter auf der Oberfläche so deuten; allein dieser Zustand der Capillaren ist hier nur auf die oberflächlichsten Lagen beschränkt und kann nicht das Wesentliche dieses ganzen Processes, die Neubildung von Geweben, veranlassen, sondern ist nur ein Zustand, der sich secundär in einem neu sich entwickelnden Gewebe etablirt. Er fehlt deshalb auch, sobald das Secret antrocknet und ist schon bei manchen Säugethieren, wie beim Kaninchen, obgleich die Wunde hier sehr energisch Gewebe bildet, nicht mehr vorhanden. Weiterhin sehen wir nun, was gewifs unabhängig von Entzündung geschieht, ein Epithelium, Haarbälge, u. s. w. sich in den oberen Lagen der Narbe bilden. Betrachten wir ferner z. B. die Heilung des fracturirten Knochens, so verschwinden auch hier die Entzündungserscheinungen ziemlich rasch, während die Neubildung der Gewebe lange Zeit fortdauert, und selbst erst nach vielen Monaten, nachdem schon längst die getrennten Knochenenden durch Callusmasse vereinigt sind, beginnt die Bildung der Markhöhle an der Fracturstelle, die die Markhöhle der Bruchenden ausfüllende Knochensubstanz wird resorbirt und es entwickelt sich fetthaltiges Bindegewebe an ihrer Stelle wieder. Wir sehen also die Neubildung von Geweben nach Continuitätstrennungen weit über die Zeit, an welcher Entzündung noch an der Läsionsstelle existirt, hinausreichen, so dafs jener Procefs nicht die Ursache der Gewebeproduction sein kann; diese erfolgt aber auch ohne alle Kreislaufsstörung, ohne sichtbares Exsudat, Zustände, welche die wesentlichen Kennzeichen der Entzündung abgeben. Gehen wir noch einen Schritt weiter und betrachten die Regeneration der Linse, so wie ferner die Entwickelung abgeschnittener Theile bei niederen Thieren, z. B. beim Salamander, wo am Amputationsstumpfe einer Extremität eine neue Extremität nach dem Typus der embryonalen Entwickelung hervorwächst, so haben wir die unzweifelhaftesten Beispiele des Regenerationsprocesses ohne alle Entzündung.

Wir betrachten demnach die Regeneration als einen selbstständigen Procefs der Gewebebildung, welcher überall da eintritt, wo die Gewebe eine plötzliche Trennung ihrer Continuität erlitten haben. Er tritt hier ebenso constant und nothwendig ein, wie die vermehrte Gewebsbildung im Uterus u. s. w. nach der Befruchtung aus uns unbekannten Gründen. Es existiren für die einzelnen Gewebe bestimmte Gesetze, nach welchen und bis zu welcher Grenze sie sich hierbei wiedererzeugen. In gefäfsreichen Theilen entwickelt sich nach der Verletzung als eine nothwendige Consequenz ein gewisser Grad von Entzündung, diese fehlt aber bei Verletzungen gefäfsloser Theile und ist überhaupt keine Ursache der Regeneration.

Ebenso wenig können wir die durch Extravasat und Exsudat in die Wundränder und in die Wundhöhle gesetzten

Stoffe, flüssige und geronnene, als das Material, aus welchem sich die Gewebe erzeugen, betrachten; so fehlt z. B. der geronnene Faserstoff bei der Heilung der Wunden durchaus, und bei der Regeneration der fracturirten Knochen ist nie eine Anhäufung von flüssigen und festen Stoffen in gröfserer Menge sichtbar. Das Cytoblastem ist hier wie bei der Gewebsbildung überhaupt ein in kleinsten Portionen aus den bestehenden Gefäfsen austretendes Bildungsmaterial.

Es existirt aber zwischen der Entzündung und dem Regenerationsprocefs ein anderes causales Verhältnifs. Die Entzündung nämlich, wo sie als spontane auftritt, hat häufig genug die Folge, dafs ein Theil eines Gewebes so sehr in seiner Ernährung gestört wird, dafs er abstirbt oder auch direct zertrümmert wird; es entsteht daher eine mehr oder weniger ausgedehnte Aufhebung in der Continuität eines Gewebes, so beim Abscefs u. s. w. Sobald die Entzündung nachläfst, haben wir hier dieselben Phänomene wie bei der Verletzung mit Substanzverlust, wir haben eine Zerstörung eines Gewebsabschnittes, entsprechend den intensiven Entzündungsgraden, und in der Umgegend dieses Heerdes ein Gewebe, welches in einem geringeren Grade von Entzündung sich befindet. Indem sich nun auch hier mit dem Nachlasse der Hyprämie der Kreislauf regelt und in normaler Weise wiederherstellt, erfolgt eine Abgrenzung der durch die Entzündung untauglich gewordenen Elemente und an der Grenze der gesunden Gewebe ein Regenerationsprocefs, gerade so wie wir ihn so eben kennen gelernt haben. Daher sehen wir denn auch hier alle Gewebe, welche sich bei Verletzungen nicht reproduciren, wie die quergestreiften Muskelfasern, das Drüsengewebe, nicht wiedererscheinen. Der Substanzverlust wird durch neugebildetes Gewebe, die Narbe, ausgefüllt, und in den Weichtheilen ist daher, sobald die Entzündung den Grad erreicht hat, dafs Gewebe völlig absterben, die Bindegewebsnarbe das unausbleibliche Resultat.

Dasselbe Verhältnifs existirt zwischen der Apoplexie und dem Brande, welche gleichfalls gerade so wie Substanzverluste ausgefüllt werden, daher hier nach der Vernichtung die Granulation.

Alle plötzlichen Aufhebungen in der Continuität haben eben dasselbe Resultat und somit bilden die Erscheinungen, welche wir hier bei der Regeneration kennen gelernt haben, die Grundlage für die Gewebsbildung nach Entzündungen; sie erfolgen, wie wir dort näher sehen werden, auf ganz gleiche Weise.

III. Zur Lehre von der Entzündung.

Seit dem ersten Beginn der medicinischen Wissenschaft haben die Untersuchungen über Entzündung die Forscher von jeher am meisten beschäftigt. Neben dem Studium der diesem Processe zu Grunde liegenden Vorgänge war auch die eigentliche Grenze desselben der Gegenstand vielfacher Discussionen, eine Untersuchung, die auch heutigen Tages noch lange nicht abgeschlossen ist. Vieles, was man früher als Entzündung auffaſste, wird jetzt anders betrachtet, und umgekehrt rechnen wir früher durchaus different betrachtete Affectionen zur Entzündung.

Die Begrenzung, welche die Alten dieser Kategorie gaben, indem sie die bekannten vier Kardinalsymptome (Röthe, Geschwulst, Hitze und Schmerz) als die Kriterien der Entzündung hinstellten, genügt für die äuſserlich sichtbaren Organe und für die acuten Formen der Entzündung; allein die Schwierigkeit, manche Symptome, wie die Hitze und selbst die Röthung, in inneren Organen zu constatiren, lieſsen immer das Bedürfniſs nach andern materiellen, auch in der Leiche nachweisbaren Kriterien fühlen. Ferner zeigten sich chronische Leiden in der Art, wie sie die Organe verändern, so übereinstimmend mit den Entzündungen, daſs man glaubte sie nicht davon abtrennen zu dürfen, obwohl Hitze und Röthung in der exquisiten Weise, wie bei acuten Entzündungen, fehlten.

Der Proceſs der acuten Entzündung läſst schon beim ersten Anblick ein *stad. incrementi* und *acmes* unterscheiden, in welchem letztern sich die Destruction der Gewebe entwickelt, und einen Procefs der Rückbildung und Regeneration des Gewebes zum normalen oder einem diesem möglichst nahen Zustande.

Die acute Entzündung.

A) Vorgänge in den Gefäfsen und den in ihnen circulirenden Flüssigkeiten, Blut und Lymphe.

In einer grofsen Zahl von Entzündungen findet in den Gefäfsen selbst eine abnorme Anhäufung von Blut und eine Stockung desselben Statt, wie schon die einfache Betrachtung von mehr durchsichtigen entzündeten Theilen, Schleimhäuten, serösen Häuten, lehrt, und die mikroskopische Untersuchung weist häufig genug Gerinnungen innerhalb der kleinsten Gefäfse und der Capillaren nach. Die Undurchsichtigkeit der Gewebe beim Menschen und den gröfseren Säugethieren läfst während des Lebens leider eine genauere mikroskopische Untersuchung nicht zu. Seit Thomson hat man daher versucht, diesen Theil der Entzündungslehre durch Experimente an kaltblütigen Thieren zu vervollständigen. Besonders eignet sich ihrer Durchsichtigkeit wegen hierzu die Schwimmhaut des Frosches, die sich längere Zeit nach Einwirkung eines Reizes beobachten läfst. Man hat auch keinen Grund anzunehmen, dafs die Erscheinungen an warmblütigen Thieren durchaus anders verliefen. — Nach Application eines Reizes auf die Schwimmhaut treten folgende Erscheinungen hervor:

1) Am leichtesten für die Beobachtung und von allen neuern Beobachtern fast übereinstimmend beschrieben sind die Veränderungen, die im Blute innerhalb der Gefäfse selbst vor sich gehen und in einem langsamen Fortrücken und Anhäufen der rothen Blutkörper innerhalb der Capillaren bestehen. Im Normalzustande zeigt bekanntlich das Capillarsystem zwei Schichten, in welchen die körperlichen Elemente mit verschiedener Schnelligkeit fortrücken, eine centrale und eine peripherische, die sogenannte ruhende oder Plasmaschichte. In der

centralen Schichte befinden sich die rothen Blutkörper. Diese rücken im normalen Zustande in den kleinen Capillaren einzeln hinter einander und durch Zwischenräume von einander getrennt, aber mit ziemlich bedeutender Geschwindigkeit fort; zuweilen sieht man auch eine kurze Zeit lang gar kein Blutkörperchen, sondern nur Serum durch das Gefäfs hindurchströmen; selten finden sich zwei Reihen Blutkörperchen neben einander. In der peripherischen Schichte gehen die weifsen Blutkörper, die sogenannten Lymphkörper; sie bewegen sich viel langsamer als die rothen und mehr kollernd längs der Wandung hin fort, an der sie bei der grofsen Adhäsion, die sie besitzen, auch wohl eine Zeit lang ruhig liegen, bis sie dann wieder ihren Weg fortsetzen. Dafs hier, wahrscheinlich in Folge der Adhäsion, die von den Wandungen aus einwirkt, der Lauf der Flüssigkeiten überhaupt langsamer ist, als im Centrum, sieht man am deutlichsten daran, dafs, sobald ein rothes Blutkörperchen in diesen Theil des Stroms hineingeräth, dies sogleich mit geringerer Geschwindigkeit vorrückt, als zuvor.

Nach der Einwirkung eines Reizes fangen die rothen Blutkörperchen an langsamer zu circuliren und häufen sich dabei innerhalb des Gefäfslumens mehr und mehr an. Die Zwischenräume zwischen den einzelnen einander folgenden Körpern werden kleiner, letztere folgen dicht hintereinander. Dabei bilden sie öfter eine doppelte Reihe, so dafs die Zahl der im Capillargefäfssystem enthaltenen Körper viel gröfser geworden ist; sie rücken langsamer vor. Endlich erscheint das ganze Gefäfs mit rothen Blutkörperchen erfüllt. Zuweilen ruht eine solche Schichte eine Zeit lang, dann wird sie wieder vorwärts geschoben, sie oscillirt. In einzelnen Capillaren kommt weiterhin eine vollkommene Stockung des Kreislaufs zu Stande; aber es ist dies keineswegs der allgemeine Zustand in einem entzündeten Theile. Diese Zustände hat man als Hyperämie und Stase bezeichnet, die also ihrem Wesen nach auf einer Anhäufung von rothen Blutkörpern mit langsamem und stellenweise ganz aufgehobenem Laufe derselben bestehen. Von diesem Zustande hängt die gröfsere Röthe, welche entzündete Theile darbieten, also eines der Cardinalsymptome der Entzündung ab.

Schwieriger ist es, das Verhalten der Wandungen und namentlich die Veränderung im Durchmesser der Capillaren zu bestimmen. Eine genaue Bestimmung ist erst möglich geworden, seitdem man besonders durch Henle das Verhalten der Capillarwände kennt und diese von andern Gewebselementen unterscheiden gelernt hat. Früher war man allgemein der Ansicht, dafs die Capillaren sich bedeutend dilatirten, indem man die Breite des Stromes, innerhalb welcher die rothen Blutkörper liefen, mit der Breite des Capillargefäfses überhaupt identificirte, besonders Emmert, Lebert und Henle. Bidder wies zuerst diesen Irrthum und seine Quelle nach; mikrometrische Messungen ergaben ihm jene von früheren Beobachtern angegebenen Ausdehnungen nicht, auch wollte er gar keine wesentlichen mefsbaren Differenzen in dem Verhalten der Capillaren gefunden haben. Brücke hat diesen Gegenstand in neuerer Zeit aufgenommen und neben den Capillaren auch die kleinen Arterienstämme genauer untersucht. Nach seinen Untersuchungen verengen sich zunächst die kleinen, zu dem entzündeten Bezirk führenden Arterien selbst bis zu $^1/_4$ ihres früheren Volumens. Die Capillargefäfse zeigten nur eine sehr geringe Erweiterung des Lumens, die den vierten Theil des früheren Lumens nicht überstieg. Die Verengerung des Lumens der Arterien ist für Brücke die primitive directe Folge der Entzündung. Die damit gleichzeitige Abnahme des Druckes erklärt die geringere Geschwindigkeit der Flüssigkeit und weiter die Anhäufung und endliche Stagnirung der Blutkörperchen. Aus dem gröfseren Hindernifs, welches diese sich anhäufenden Massen der Circulation entgegenstellen, erklärt sich die geringe Dilatation der Capillaren, die vielleicht auch von einer schon eingetretenen Erkrankung ihres Gewebes abhängt.

So weit die Beobachtungen an kaltblütigen Thieren. Bei warmblütigen Thieren ist der Vorgang wahrscheinlich ein ähnlicher. Man hat auch hier nach Application von Reizen Verengerung kleinerer Gefäfse, ebenso die Anhäufung der rothen Blutkörper gesehen, nur bietet das Studium der Veränderung der Capillaren hier gröfsere Schwierigkeiten. Man hat früher eingewendet, dafs die Versuche an Fröschen deshalb unzuverlässig seien, weil man nicht wisse, ob der hier nach einer Reizung eintretende Zustand wirklich mit der Entzündung der warmblütigen Thiere zu identificiren sei, da das Exsudat, ein Hauptmoment der Entzündung, beim Frosche fehle. Indefs ist eine seröse Infiltration der Schleimhaut auch beim Frosche beobachtet worden, und u. A. sind von Bidder, Lebert, I. Meyer Exsudate in der Bauchhöhle nach Anwendung der gewöhnlichen Entzündungsreize gesehen worden.

B) Die Exsudation.

Neben und gleichzeitig mit den so eben beschriebenen Vorgängen in den Gefäfsen gehört noch eine andere Erscheinung wesentlich zum Entzündungsprocesse, die Exsudation. Aus den Gefäfsen tritt eine gröfsere Menge von Blutplasma aus, als von den rückführenden Gefäfsen resorbirt werden kann. Der Austritt von Flüssigkeit bei Verbrennungen, bei einem Vesicans ist das allgemeinste, zugänglichste Beispiel dieses Vorgangs. Diese nun ausgetretene Flüssigkeit (Exsudat) infiltrirt sich in die umliegenden Gewebe. Die verschiedene Art der Anhäufung hängt von der Structur, Dichtigkeit etc. eines speciellen Gewebes ab. Wo z. B. wie im Gehirn das Gewebe sehr weich und gleichzeitig seine Elementartheile nicht elastisch und dehnbar sind, wo ferner keine gröfseren mit einer schwellbaren Substanz erfüllte Interstitien sich vorfinden, bewirkt jedes einigermafsen erhebliche Exsudat sogleich eine Zertrümmerung der Substanz, und das Exsudat schafft sich so einen Raum zu seiner Ansammlung, indem die benachbarten Theile zur Seite gedrängt und comprimirt werden. Jeder Entzündungsheerd ist also eine mit Zertrümmerung einer Portion des Gehirns gebildete künstliche Höhle.

In andern Geweben, wie z. B. im subcutanen Bindegewebe,

tritt das Exsudat aus den Elementartheilen, welche es zuerst noch imbibiren mufs, in die hier so reichlich vorhandenen Maschenräume. Das elastische und dehnbare Gewebe gestattet, ohne selbst darunter zu leiden, bedeutende Ansammlungen. In den drüsigen Organen, wie z. B. in der Niere bei diffuser Nephritis, nehmen die Exsudate häufig ihren Weg durch die Membran und die Epithelien der Harnkanäle und fliefsen, eben so wie die Sekrete in diesen Fällen in die normalen Drüsenhöhlungen ab, so dafs das Gewebe zwar fortwährend mit Flüssigkeiten getränkt ist, ohne dafs sich jedoch in ihm selbst gröfsere Ansammlungen von Exsudatmassen bildeten. Bei Schleimhäuten, serösen Häuten etc. bleibt ein Theil des Exsudats allerdings in den Interstitien der Membranen, ein anderer Theil aber wird auf die Oberfläche fortgeschafft, wo er, wenn ein Ausführungsgang vorhanden ist, abfliefsen kann, oder wo er in einer natürlichen Höhlung sich ansammelt. Nach diesem verschiedenen Verhalten bezeichnet man diese Massen als infiltrirte und als freie Exsudate. In noch andern Fällen verweilen sie nicht in den natürlichen Räumen, sondern in einer durch Zerreifsung von Geweben gebildeten Substanzlücke, wo man sie nach ihrer Qualität bald als Abscesse, bald als Pusteln, Vesikeln, Erweichungsheerde unterscheidet.

Von der Infiltration des Exsudates in die Gewebe, von seiner Ansammlung in Höhlen hängt eine zweite, für die Entzündung als wesentlich betrachtete Erscheinung ab, die Geschwulst.

Die nächste Folge der Entzündung in dem betroffenen Gewebe ist eine Störung der Ernährung, deren normaler Fortgang bekanntlich an einen normalen Kreislauf gebunden ist. Sie ist nach der Intensität der Entzündung verschieden, fehlt jedoch nie ganz. Neben der gestörten und veränderten Function findet sich eine Verminderung der normalen Cohäsion der Elementartheile. Alle entzündeten Gewebe werden leichter zerreifslich. Sobald sich bei der später eintretenden Rückbildung die Cirkulation wieder regelt, kann sich auch das Gewebe wieder herstellen und seine frühere Cohäsion wieder erreichen. In andern Fällen hingegen sterben in Folge der stärker gehemmten Ernährung die Theile ab, es tritt Necrose ein, deren Zustandekommen auch durch mechanische, bei der Entzündung concurrirende Processe wesentlich erleichtert werden kann. So z. B. geben Ansammlungen von Eiter zwischen Periost und Knochen durch Zerstörung der in den Knochen eindringenden Gefäfse zur Necrose der oberflächlichen Knochenlagen Anlafs.

Die Quantität der Exsudate variirt und zwar hauptsächlich nach dem Intensitätsgrad der Entzündung, aber auch nach dem afficirten Gewebe. Während z. B. Reizung der Haut durch einen Sinapismus nur eine leichte Röthung und Anschwellung mit geringen Mengen von interstitiellem Exsudat bewirkt, erzeugen stärkere Reize, wie siedendes Wasser, in kurzer Zeit ein reichliches Exsudat, welches sich unter der blasig erhobenen Epidermis anhäuft. Die Quantität des Exsudates wird geringer, wenn ein Gewebe entfernter von einer Oberfläche liegt, und je weniger Interstitien es besitzt. Am bedeutendsten ist die Exsudationsfähigkeit bei serösen und Schleimhäuten. Wir erinnern an Pleuresie, Peritonitis, Dysenterie und Cholera.

In Bezug auf seine physicalischen Eigenschaften erscheint das Exsudat, ein Theil des Plasma's, bei seinem Austritt in einer grofsen Zahl von Fällen als eine homogene Flüssigkeit, farblos oder leicht gelblich gefärbt wie das Blutserum und körperlos. Häufig aber treten Zerreifsungen kleiner Gefäfse ein, es mischen sich farbige und farblose Blutkörperchen bei, wodurch natürlich das Exsudat eine mehr röthliche Farbe erhält. Die Ruptur kann so bedeutend sein, dafs das gaze Exsudat das Aussehen von flüssigem Blute erhält, hämorrhagische Exsudate. Maafsgebend dafür ist die Intensität der Entzündung, das Gewebe, und die allgemein zu Grunde liegende Krankheit. In weichen Geweben (Gehirn, Lungen) tritt leicht Zerreifsung ein; hierher gehört auch die Beimischung von Blut in *sputis*, im Harn etc., so wie die feinere Sprenklung einzelner

Organe. In manchen Krankheiten, bei Blutern, bei *pyaemie*, Skorbut etc., werden fast alle Exsudate hämorrhagisch. Ueber die chemische Constitution sind die Kenntnisse noch sehr mangelhaft. Die Exsudate haben natürlich im Momente ihres Austretens andere Eigenschaften, als im weitern Verlaufe der Entzündung, bei ihrem längern Verweilen aufserhalb der Gefäfse. Wenn die Entzündung auf einer niedern Stufe stehen bleibt, so ist zunächst die Menge der festen Bestandtheile eine geringere. Am leichtesten treten Salze und Extraktivstoffe aus den Gefäfsen, schwerer Proteinsubstanzen und von diesen das Kasein früher, als Albumin, dieses früher als Fibrin. In kleinen Bläschen nämlich, wie sie nach oberflächlichen Reizungen entstehen, findet sich kein Albumin, dagegen in grofsen *bullis*; noch später bei fortdauernder Reizung nehmen wir den Hinzutritt von Faserstoff wahr. Man kann also den Austritt einer fibrinhaltigen Flüssigkeit nicht als das absolute Kriterium einer Entzündung betrachten.

Die im Exsudate enthaltnen Bestandtheile wechseln. In Katarrhen der Nasenschleimhaut findet sich ein seröses, eiweifsarmes Exsudat, auf serösen Häuten, im Darmkanal bei der Cholera nur geringe Mengen von Casein. In andern Fällen ist Albumin vorhanden, aber Fibrin fehlt, wie bei akuten Oedemen. In der Mehrzahl der Entzündungen ist allerdings Faserstoff beigemengt, doch läfst sich diese Frage oft gar nicht mehr entscheiden, wenn, wie besonders bei infiltrirten Exsudaten, die Umwandlung in Eiter sogleich Statt findet, wodurch die Untersuchung der Zusammensetzung der primitiven Flüssigkeit natürlich unmöglich wird. Ausgedehnte hämorrhagische Exsudate enthalten alle Bestandtheile des Blutes selbst.

Die Veränderungen der Exsudate, die sie bald nach ihrem Abscheiden erleiden können, welche schon in den Komplex Erscheinungen der sogenannten der

Chronischen Entzündung

gehören, sind hauptsächlich mit Bezugnahme auf die äufsern physikalischen Erscheinungen und organischen Elementarbildungen:

1) Das Exsudat bleibt flüssig entweder in seiner Totalität oder doch seiner gröſsern Menge nach. Hierher gehören namentlich die Exsudate, bei welchen die Entzündung einen niedern Grad nicht überschritten hat, die daher sehr arm an festen Bestandtheilen sind; doch brauchen sie deshalb nicht immer ganz frei von Faserstoff zu sein. Es kommen Exsudate vor, welche lange Zeit im Körper verweilen können, ohne zu gerinnen, aus denen sich aber bei einer angestellten Punktion doch noch Faserstoff abscheidet. Ebenso können infiltrirte Flüssigkeiten stark faserstoffhaltig sein und doch flüssig bleiben; die Umgebung eines Exsudates hat einen entschiedenen Einfluſs auf seine Gerinnbarkeit. — Je nach der Konsistenz, welche die flüssigen Exsudate darbieten, nach der Art, wie sie sich in den Organen anhäufen, hat man die Entzündungsheerde mit verschiedenen Namen belegt. Sind sie reichlich, leicht flüssig und ins Gewebe infiltrirt, das Gewebe dabei stark geschwellt, so nennt man diesen Zustand entzündliches Oedem, bei geringerer Menge seröse Infiltration; ist das Exsudat konsistenter, gelatinöse, gallertige Infiltration (im Zellgewebe der Lunge). Die Flüssigkeit ist dann gewöhnlich stark eiweiſshaltig und auf dem Schnitte quillt kein Fluidum hervor. In serösen Säcken wird das Exsudat als entzündlicher Hydrops bezeichnet. Ist eine Zerreiſsung entstanden, wie im Gehirn, Erweichungsheerd, rothe und weiſse Erweichung. Auch direkt hämorrhagische Exsudate können zum Theil flüssig bleiben.

2) Das Exsudat gerinnt. Es muſs natürlich Faserstoff enthalten. Die Menge des im Exsudate enthaltenen Serums gestaltet diesen Vorgang verschieden. Bald gerinnt nämlich, wie im Blute, das ganze Exsudat zu einer zusammenhängenden Masse, wobei das Serum in den Maschen des Faserstoffs eingeschlossen erscheint. So in der Pneumonie und in vielen im Parenchym der Organe vorkommenden Entzündungsheerden. Diese Gerinnungen sind derb und fest, schlieſsen, wenn sie innerhalb des Parenchyms erfolgen, die Elementartheile der

Gewebe mit ein; enthalten sie viel Bluthroth, so erscheinen sie als derbe, rothe Knoten, wie in der Milz, in der Dysenterie. Ob dann später, wie beim Blutkuchen, eine weitere Zusammenziehung des Faserstoffs entsteht, ob das Serum in die benachten Theile imbibirt oder bald resorbirt wird, ist wohl nicht mit Bestimmtheit ausgemacht. — Auch auf freien Flächen erfolgt die Gerinnung. Sind es Drüsengänge, so werden sie gewöhnlich von den Gerinnungen ganz erfüllt (die soliden Cylinder im *morbus Brightii*, die *granula* und baumförmigen Gerinnungen in der Pneumonie). Auf freien Schleimhäuten bilden sich zusammenhängende *plaques*, häutige Röhren (Croupmembran). In serösen Säcken lagert sich der Faserstoff auf den Wandungen ab und bildet auch hier Pseudomembranen oder er bleibt locker und ohne Gerinnung in dem flüssigen Exsudate liegen.

3) Das Exsudat geht aus dem flüssigen Zustande in Eiter über. Das Wesentliche an dieser Form ist die Bildung von Zellen. An eine Erweichung des faserstoffhaltigen Exsudates zu Eiter darf man nicht denken; wo wir Eiterung am besten beobachten können, in Wunden, auf Schleimhäuten, geht der Eiter aus dem flüssigen Exsudate hervor. Das flüssige Exsudat ist das Cytoblastem des Eiters.

4) Das Exsudat verjaucht. Es tritt in dem Exsudat analog der Verwesung aufserhalb des Körpers eine Zerstörung ein. Ein flüssiges Exsudat kann, besonders wenn Gangrän in der Nähe ist, sogleich diesen Character annehmen, es kann aber auch jede der früheren Formen des Exsudates allmählich in diesen Zustand übergehen.

Wir wenden uns jetzt zu einer speciellern Betrachtung dieser Metamorphosen der Exsudate. Wir werden zugleich im Verfolg der Darstellung sehen, wie unter günstigen Umständen durch sie eine Rückbildung des Entzündungsheerdes selbst eintreten kann.

1) Das flüssige Exsudat.

Bei der Infiltration des Gewebes, wie sie bei leichtern Graden der Phlegmone, bei Oedem, bei oberflächlichen Schleimhautentzündungen vorkommen, überhaupt wenn keine Zerreifsung und keine Necrose des Gewebes da war, verschwindet mit dem Nachlafs der Hyperämie auch das Exsudat ziemlich schnell, das in flüssiger Form ohnehin der Resorption nur geringe Schwierigkeiten bietet, die Gewebe regeneriren sich, ohne dafs wesentlich neue Formbestandtheile auftreten. Diefs ist die reinste Form von den Ausgängen der Entzündung, die Resolution. In derselben Weise kann die Zertheilung akuter Lymphdrüsenanschwellungen und der oberflächlichen Entzündungen auf freier Fläche, wo es blos zu seröser Exsudation gekommen war, auftreten. In diesen letztern Fällen wird allerdings noch Epithelium abgestofsen, das sich indefs sehr schnell wieder regenerirt. In serösen Säcken bilden sich nach Resorption des flüssigen Exsudates zuweilen leichte Adhäsionen. Wenn aber durch das seröse Exsudat eine Zertrümmerung gefäfshaltigen Gewebes, wie im Gehirn und in den Lymphdrüsen, entstanden war, so bildet sich zunächst eine Demarkation der zerstörten Gewebe von den gesunden Theilen aus, und das Exsudat zusammen mit dem zerflossenen Gewebe stellt einen Heerd dar, in dem sich gewöhnlich mehrere Schichten je nach den Consistenzgraden des Exsudates und dem Grade der Zertrümmerung des Gewebes vorfinden. Die Peripherie dieses Heerdes bildet meist eine zarte Bindegewebsschichte, ähnlich wie bei der Apoplexie oder dem Abscefs. Dieser Procefs der Abgrenzung bis zur fertigen Bildung einer Cyste oder Narbe geht im Ganzen sehr langsam vor sich. Der Inhalt eines solchen Heerdes geht eine fettige Metamorphose ein.

Auf Schleimhäuten kommt es auch bei einfacher seröser Infiltration, bei Necrotisirung des Gewebes zur Geschwürsbildung (einfach katarrhalisches Geschwür). Ebenso kann in Lymphdrüsen das Gewebe durch Necrotisirung in Folge des serösen Exsudates zu einem weichen Brei zerfallen, der sich später entfärbt, immer mehr einschrumpft und endlich zu einer tuberkelähnlichen Masse wird.

2) Das faserstoffige Exsudat (Organisation des Faserstoffes)*).

In einer Reihe von Fällen wird der Faserstoff direkt eliminirt; so werden die croupösen Exsudate auf Schleimhäuten, in den Nieren abgestofsen und nach Aufsen entleert. Eine bis jetzt noch nicht genau gekannte Metamorphose ist die des Faserstoffs in der Pneumonie. Er scheint hier durch eine Art Erweichung und Resorption zu verschwinden.

Ist das Fibrin in die Gewebe infiltrirt, z. B. in eine Schleimhaut, so ist ein gewöhnlicher Vorgang der, dafs der ganze Entzündungsheerd necrotisirt, so in der Dysenterie. Mit dem Gewebe geht dann zugleich das feste Exsudat fort, ohne weitere Metamorphosen zu erleiden.

Dieser directen Elimination gegenüber steht die Metamorphose des Faserstoffs, welche als Organisation desselben bezeichnet wird, ein Vorgang, der besonders bei der Entzündung auf serösen Häuten zu beobachten ist und welcher den Ausgang in Verwachsung darstellt, d. h. einen Ausgang, bei welchem der Faserstoff verschwindet und ein gefäfsreiches Bindegewebe an seiner Stelle auftritt. Man fafste diese Erscheinung allgemein so auf, dafs der Faserstoff das Bildungsmaterial für das neugebildete Gewebe darstellen sollte. Sie fand eine Stütze in der Aehnlichkeit des Faserstoffs mit fertigen Geweben. Als man später die Entwicklung der Gewebe aus Zellen kennen gelernt hatte, betrachtete man den Faserstoff als das ihnen zu Grunde liegende Cytoblastem, als das Bildungsmaterial, aus dem sich die Gewebe weiter entwickelten. Vogel nimmt an, dafs sich der Faserstoff direct zerklüfte, Lebert, dafs er unmittelbar, ohne Zellenbildung, in Wunden in Bindegewebe übergehen könne, ebenso wollte Zwicky im Thrombus die direkte Umwandlung gesehen haben.

Diese Ansichten sind indess genaueren Beobachtungen nicht

*) Cf. Deutsche Klinik 1851. S. 389 et seq. Sitzung der Gesellschaft für wissenschaftliche Medicin vom 4. Aug. 1851. Vortrag von Reinhardt: Ueber die Metamorphose faserstoffiger Exsudate.

entsprechend. Schon bei der Regeneration war von entgegenstehenden Beobachtungen die Rede.

Bei der Heilung von Wunden *per primam intentionem* verklebt ein Blutgerinnsel durch Infiltration der Ränder die Wunde. Hier erfolgt schon die Neubidung von Bindegewebe aus Zellen zu einer Zeit, wo sich noch gar kein fibrinöses Exsudat an dieser Stelle befindet. Indem dann das neue Bindegewebe vorwärts wächst und in den Faserstoff eindringt, kommt dieser zur Resorption. Es ist im Fibrin keine Spur von Neubildung von Kernen, die Entwicklung des Bindegewebes geht ganz aufserhalb des Fibrins vor sich, und dasselbe kann um so weniger als Cytoblastem angesehen werden, als bei der *secunda intentio* entschieden eine Neubildung ganz ohne Fibrin erfolgt.

Die Beobachtungen des Thrombus an Pferden ergaben folgende Resultate:

Während beim Stocken des Kreislaufs nach der Ligatur innerhalb der Arterien ein anfangs den Wandungen locker, dann fester anliegendes Gerinnsel entsteht, beginnt zugleich von der verwundeten Stelle ausgehend eine Neubildung von Bindegewebe. Um die Ligatur herum entzündet sich das Bindegewebe, in Folge der eintretenden Eiterung entwickeln sich Granulationen, die sich mit der Zellscheide verbinden, sobald die Arterie necrotisirt, den Raum der necrotisirten Arterie einnehmen und von hier aus allmählich in den Thrombus hineinwuchern, gerade wie das neue Bindegewebe bei der Heilung von Wunden in den Faserstoff hineindringt. Reinhardt hat nach seinen zu verschiedenen Zeiten angestellten Untersuchungen des Thrombus den Faserstoff nie in dem Zustande finden können, wie ihn Zwicky beschreibt; er wird fester, dichter, zerbröckelt leichter, aber von Organisation ist keine Spur, er war so amorph, wie im Anfange, und nur zuweilen fanden sich einige Körnchenzellen darin vor (wohl von umgewandelten Eiterkörperchen). Auch an serösen Häuten, wo sich der Faserstoff in Form der sogenannten Pseudomembranen auflagert, lassen sich sehr gut Beobachtungen über seine sogenannte Organisation anstellen. Auch hier beginnt nach Zurückbildung der Entzündung nur in den von Faserstoff mit einander verklebten Wandungen der *serosa* eine Neubildung von Gewebe, das in die Faserstoffmasse hineinwächst, bis sich die Flächen berühren und verwachsen. Das Fibrin, das nach Aufsaugung seines Serums immer fester wird, verschwindet allmählich. Die Gefäfse, die sich in den neuen Adhäsionen vorfinden, entstehen nicht im Faserstoff selbst, sondern wie bei der Granulation nur an der Grenze der vorhandenen.

Je leichter also die Resorption des Faserstoffs ist, desto eher kommt es zur Neubildung von Geweben; ist die Masse des ergossenen Faserstoffs dagegen sehr dick, so verkalkt er wohl und verhindert die Organisation (Concretionen in der Pleura). Eben so wie bei serösen Häuten, verhält es sich auch mit Entzündungsheerden innerhalb der Organe. Wenn hier Fibrinmassen frei liegen, so werden sie resorbirt. Ist bei der Entzündung ein Theil des Gewebes untergegangen, so bildet sich ebenso wie bei Wunden mit Substanzverlust in der Umgegend neues Bindegewebe, das weiter wuchert, bis der Faserstoff mit dem von ihm eingeschlossenen Gewebe verschwunden ist.

Die Schnelligkeit, mit der diese Metamorphosen vor sich gehen, hängt ab von der Art des umschliefsenden Gewebes, von dem Bildungstriebe in demselben, von der Dichtigkeit und physikalischen Beschaffenheit und der Menge des Fibrins. Bei weichem Faserstoff erfolgt, besonders wenn die Umgegend Neigung zur Regeneration besitzt, die Resorption schneller.

3) Die Bildung des eitrigen*) Exsudates und der Körnchenzellen.

Der Eiter, besonders charakterisirt durch die in ihm enthaltenen Eiterzellen, hat, wie wir schon bei der Regeneration gesehen haben, nur die Bedeutung eines transitorischen

*) Cf. B. Reinhardt: Ueber die Genesis der mikroskopischen Elemente in den Entzündungsprodukten in Traube: Beiträge zur experimentellen Pathologie etc. Berlin 1846.

Gewebes, indem derselbe entweder nach Aufsen entleert wird, oder durch Resorption allmählich verschwindet. Die epitheliumartigen Zellen, die sogenannten Körnchenzellen und Körnchenconglomerate oder die sogenannten Entzündungskugeln sind die weitern Entwicklungsstufen der Eiterkörper und ebenfalls von nur transitorischer Bedeutung. R. hat diese Gebilde im Ganzen als Exsudatzellen zusammengefafst, im Gegensatze zu den Zellen der granulirenden Schichte, welche er als die Grundlage der bleibenden Gewebe bezeichnet. Am besten läfst sich die Entwicklung dieser Bildungen an Wunden studiren.

Wenn man angiebt, dafs ein Entzündungsexsudat sich in Eiter umwandle, so ist dabei an keine Erweichung eines faserstoffigen Exsudates zu denken; dem Eiter geht keine Gerinnung voran, sondern, sobald überhaupt die Bedingungen dazu vorhanden sind, geht die Eiterbildung unmittelbar und ziemlich schnell aus dem flüssigen Exsudate vor sich. Man kann dies, aufser an Wunden, auch auf Schleimhäuten besonders gut beobachten. Die Behauptung von der Umwandlung des Faserstoffs in Eiter scheint sich auf einzelne Beobachtungen zu stützen. Man findet nämlich Eiterkörper in Faserstoff (Vogel) eingeschlossen, man beruft sich dabei auf die Pneumonie, wo sich das zuerst fibrinöse Exsudat direkt in Eiter verwandeln soll, endlich sollen solche Vorgänge in hämorrhagischen Infarkten und Venengerinnungen sichtbar sein. Das Eingeschlossensein von Eiterkörpern in Faserstoff ist aber eine zu äufserliche Erscheinung, als dafs sie beweiskräftig sein könnte; wenn man in der Pneumonie neben Faserstoff Eiter findet, so behaupten wir, dafs der Charakter der Exsudation sich geändert habe, wie wir diese Möglichkeit auf Schleimhäuten beobachten; ebenso sehen wir bei der *phlebitis* Eiter ohne Gerinnsel entstehen. (Die Erweichung der spontanen Gerinnsel verlangt allerdings eine besondere Betrachtung.)

Das erste Auftreten der Eiterkörper (Exsudatkörper) zeigt sich unter der Form freier Kerne und später unter der Form von Kernen mit einer ihnen eng anliegenden Hülle umgeben, im Wundsecrete schon zwischen der vierten bis siebenten Stunde, aber nicht früher, im Gegensatze zu den Angaben andrer Beobachter (H. Müller). Es sind wahrscheinlich vielfach die aus den durchschnittnen Gefäfsen austretenden farblosen Blutkörper, vielleicht auch Lymphkörper, die sich in der ersten Zeit nach der Verwundung vermehren, für Neubildungen gehalten worden.

Die freien Kerne, welche die erste Grundlage der Exsudatzellen darstellen, sind, wie auch neuere Beobachter (Koelliker, Henle) bestätigen, Bläschen. Man kann bei Zusatz von destillirtem Wasser ein bedeutendes Aufschwellen und plötzliches ruckweises Bersten derselben deutlich wahrnehmen. Sie erscheinen in ihrer ersten Anlage als kleine, kuglige, glatte Bläschen aus einer zarten, strukturlosen Membran und einem vollständig homogenen, körnerlosen Inhalt zusammengesetzt, mehr oder weniger glänzend, von 0,005‴ im Durchmesser, wachsen dann durch Intussusception bis zu einer Gröfse von 0,002—0,0025‴ noch ohne Spur von Kernkörpern oder sonstigen Granulationen, zuweilen schon eiförmig, umgeben sich aber schon in dieser Zeit mit einer Zellenmembran, die bald näher bald weiter den Kern umhüllt. Indem dann der Kern mehr an Umfang zunimmt, geht er aus seiner kugligen Form in eine mehr abgeflachte, der Linsen- oder Scheibenform sich nähernde Gestalt über, manche werden auch oval. Dabei bleiben sie jetzt, wo auch der sie umgebende Zelleninhalt meist schon undurchsichtig geworden ist, so dafs man sie nur durch Zusatz von Reagentien erkennen kann, nicht mehr homogen, sondern bekommen ein Anfangs feingranulirtes, später deutlicher und stärker körniges Ansehen und es entwickeln sich in ihnen ein oder mehrere Kernkörper. Doch tritt diese letztere Bildung nicht immer ein. Die Oberfläche der Kerne erscheint, wenn sie durch Wasser oder verdünnte Essigsäure sichtbar gemacht sind, zunächst glatt und eben, in ältern Kernen jedoch oft uneben, höckrig und faltig (unvollständige Spannung der Kernmembran durch den Inhalt). In den spätern Entwicklungsständen der Exsudatkörper, in den epitheliumartigen Zellen, in den Entzündungskugeln liegt die Kernmembran dem Inhalte ganz fest an, es treten bei Wasserzusatz keine endosmotischen Erscheinungen mehr ein, der Kern stellt ein solides Plättchen dar und wird in manchen Zellen vollständig resorbirt.

Da R. auch in andern Geweben denselben Entwicklungsgang vorfand, im Chylus, in der Lymphe, in den Zellen der *membrana granulosa* des Graaf'schen Follikels, in den Epithelien der serösen Häute, im Markschwamm, so nahm er an, dafs das Kernkörperchen nicht vor dem Kerne präexistire, sondern ein erst später hervortretendes Gebilde sei.

In ihrem chemischen Verhalten fand R. die Kernkörper sowohl bei den Exsudatzellen, wie bei andern Zellen, mit den Kernen übereinstimmend, unlöslich in Essigsäure, lösten sie sich in kaustischem Kali oder wurden darin wenigstens vollkommen durchsichtig. R. spricht die Vermuthung aus, dafs sie wohl wie die Kerne in die Reihe der eiweifsartigen Körper gehören; ob sie immer Bläschen sind, wagte er nicht durchgängig zu behaupten; sicher konnte er sich nur an gröfsern Kernkörpern von ihrer Bläschennatur überzeugen.

Um den vorhandnen Kern bildet sich eine Zellenmembran; meist aber findet man mehrkernige Zellen. Entweder verschmelzen dann die Kerne zuerst zu zwei- oder mehrlappigen Bildungen und lagern erst dann die Zellen an, oder häufiger entsteht um zwei oder mehrere völlig von einander getrennte Kerne eine gemeinschaftliche Hülle, und die Kerne liegen in solchen neugebildeten Zellen oft weit aus einander. Die Umhüllung geschieht zu einer Zeit, wo die Kerne noch ganz homogen und körnerlos sind. Mit dem weitern Wachsthum der Zellen vergröfsern sich nun auch die mehrfachen Kerne und verschmelzen im Laufe der Zeit fast immer mit einander. Die Vereinigungsstellen sind im Anfange noch als tiefe Einschnürungen zu erkennen, die immer seichter werden und endlich ganz verschwinden, so dafs die mehrfachen Kerne zuletzt das Ansehn der gleich weit entwickelten primär einfachen Kerne darstellen. Eine bei der Vereinigung der Kerne etwa neu hinzutretende Zwischensubstanz läfst sich durch die Beobachtung nicht nachweisen, sondern man mufs annehmen, dafs die sich berührenden Abschnitte der Kernmembranen zunächst unter sich verschmelzen und dann allmählich resorbirt werden, so dafs die nun vereinigten Kernbläschen nur eine gemeinschaftliche Höhle enthalten. Nicht immer tritt indefs unter den mehrfachen getrennten Zellen eine solche Vereinigung ein; sie bleiben vielmehr bisweilen auch bei ihrer weitern Fortentwickelung getrennt und können unter Umständen zurückgebildet und resorbirt werden, ohne jemals in eine Verbindung mit einander getreten zu sein, so dafs demnach von den mehrfachen Kernen der Exsudatzellen jeder einzelne die Bedeutung eines Zellenkerns hat.

Diese Ansicht steht im Gegensatze zu Henle, H. Müller und Kölliker. Namentlich sollen nach den beiden Erstern die mehrfachen Kerne der Eiterkörper nicht präexistiren, sondern erst nach Zusatz von Wasser oder Essigsäure durch Zerfallen eines einfachen Kerngebildes entstehen. Reinhardt hat seine Auffassung noch später in einem besondern kritischen Aufsatze: „Ueber die sogenannte Spaltbarkeit der Zellenkerne" *) gegen die genannten Beobachter, namentlich Henle, geltend gemacht. Auch der Ansicht von Kölliker, wonach alle Zellen primär einkernig sind, und die mehrkernigen erst durch endogene Vermehrung der einkernigen entstehen, tritt R. nicht bei.

Die Zellenmembran und der Zelleninhalt entwickeln sich um präexistirende Kerne **). Ob die Membran oder der Inhalt sich eher bilde, konnte R. aus seinen Experimenten an Thieren nicht mit Sicherheit nachweisen.

Die Zellenmembran erscheint an den jüngsten Zellen als

*) Archiv für pathologische Anatomie. S. 528 etc.

**) R. schien sich in der letzten Zeit in Bezug auf Zellenbildung von der Schleiden-Schwann'schen Umhüllungstheorie mehr abzuwenden, während er sie früher als die einzig mögliche Art der Zellenbildung betrachtet hatte.

eine zarte Haut, welche den an einer Stelle ihrer Innenfläche angehefteten Kern eng umschliefst. Bei vorsichtigem Wasserzusatz dehnt sie sich aus, wird vom Kern abgehoben und platzt endlich. Durch Essigsäure wird sie schnell gelöst. Bei weiterm Wachsthum der Zelle entfernt sie sich weiter vom Kern und leistet auch der Einwirkung der genannten Reagentien stärkeren Widerstand. Immer aber auch bei ihrer weitern Vergröfserung bleibt sie eine durchsichtige, structurlose, feine, auf dem Durchschnitte als eine einfache, dunkle Linie erscheinende Haut, und so findet man sie auch noch an den grofsen, epitheliumartigen Zellen, so lange sich an diesen überhaupt noch eine Membran abheben läfst. Wenn Vogel die Zellenmembran in ältern Eiterkörpern undurchsichtig, verdickt und mit kleinen Körnchen bedeckt schildert, so beruht die Undurchsichtigkeit mehr auf dem Inhalte, der granulirt, und das granulirte und körnige Ansehen der Oberfläche kann ebenfalls von Körnchen herrühren, die sich im Inhalte vorfinden, oder rührt von Einziehungen und Faltungen der Membran her. In spätern Perioden verschmilzt Membran und Kern so genau, dafs eine Trennung nicht mehr möglich ist.

Der Inhalt ist anfangs bei allen Exsudatzellen gleich und besteht in einer geringen Menge einer zwischen dem Kern und der diesem eng anliegenden Membran befindlichen Flüssigkeit, deren Existenz man hauptsächlich dadurch erkennt, dafs sie bei Zusatz von Wasser einen endosmotischen Strom erzeugt, wodurch die Zellenmembran weiter vom Kern entfernt wird. Dann nimmt die Menge des Inhaltes zu. Der nun deutlich wahrnehmbar werdende Inhalt erscheint als eine wasserhelle homogene Flüssigkeit und behält diese Beschaffenheit selbst noch bei Zellen von einer Gröfse von 0,003'''—0,004'''. Später, bei Kaninchen und bei sparsamer Eiterbildung im Ganzen früher, schlagen sich aus dem flüssigen Inhalte in Wasser unlösliche, in Essigsäure und kaustischen Alkalien leicht sich auflösende Moleküle (Proteinmoleküle) nieder, die anfangs bei geringer Anhäufung den Kern noch deutlich durchschimmern lassen, später denselben vollständig verdecken, so daſs der Zelleninhalt nun ein mit dicht gedrängten Molekülen erfülltes, mehr oder weniger dünnflüssiges Fluidum darstellt. Bei Wasserzusatz zu möglichst frischen Eiterkörpern geräth der granulirte Inhalt in eine lebhafte Molekularbewegung; die Bewegung überschreitet aber nie die Zellenmembran, ein Zeichen, daſs die Körnchen nicht auf der Oberfläche der Membran aufsitzen, sondern daſs es der Zellen**inhalt** ist. Indem sich bei weiterem Wasserzusatz die Moleküle in der sich allmählich stärker aufblähenden Zelle mehr und mehr von einander entfernen, reiſst endlich die Membran an einer oder mehreren Stellen und ein Theil der Körner tritt aus. In eben dem Maaſse, als der Zelleninhalt durch die gröſsere Vertheilung und das Heraustreten der Moleküle durchsichtiger wird, erkennt man die Umrisse der Kerne deutlicher. Bei schnellem Zutritt von Wasser platzt gewöhnlich die Zellenmembran viel früher, läſst den ganzen Inhalt austreten und fällt um den Kern zusammen, worauf sie eine unregelmäſsig geformte, oft schwer erkennbare Masse darstellt. Bei Wasserzusatz in sehr kleinen Quantitäten kommt ebenfalls ein endosmotischer Strom zwischen der concentrirten Flüssigkeit der Zelle und dem verdünnten Eiterserum zu Stande. Das in die Zelle eintretende verdünnte Eiterserum löst etwas von dem flüssigen Theile des Zelleninhaltes auf, der dickflüssige, zwischen den Körnchen gelagerte und diese zusammenhaltende eiweiſsartige Theil des Zelleninhaltes hat jedoch im Anfange noch Zähigkeit genug, die Moleküle festzuhalten und verdeckt den Kern vollständig; die Membran hebt sich von dem granulirten Inhalte ab und erscheint durch einen hellen Ring von demselben getrennt. Dies Abheben der Membran geschieht um so deutlicher, je behutsamer der Wasserzusatz geschieht und je concentrirter der Zelleninhalt ist. Es tritt daher diese Erscheinung besonders deutlich bei groſsen, weit entwickelten und schon mit einem festen Inhalte versehenen Eiterkörpern auf, dann auch überall da, wo das Eiterserum verdichtet wurde. So kann man es durch Vermischung von Eiter mit recht concentrirten Flüssigkeiten dahin bringen, dafs selbst bei starkem Wasserzusatz nur die Membran sich abhebt und der granulirte Inhalt fest um den Kern zusammengeballt liegen bleibt. Dieselben Erscheinungen bringt verdünnte Essigsäure hervor, nur wird durch sie der Kern schneller sichtbar gemacht, da sie aufser der Vertheilung der Moleküle auch lösend auf dieselben wirkt.

Nach dem bisher Gesagten sind also Eiterkörper Exsudatzellen von mehr oder weniger vollständiger kugliger Form, von einer mittlern Gröfse von 0,003—0,006‴ und mit einem Zelleninhalte, der in einer eiweifsartigen Flüssigkeit eine Menge dicht gedrängter, in Essigsäure und kaustischen Alkalien löslicher Moleküle enthält. Andere charakteristische Merkmale giebt es nicht. Die mehrfachen Kerne sind nicht als eigenthümlich zu betrachten; es kommen eitrige Exsudate vor, in welchen alle Zellen einkernig sind. Man kann nur sagen, dafs mehrkernige Zellen unter den Exsudatzellen in grofser und häufig überwiegender Menge vorkommen, während sie in der granulirenden Schichte selten sind oder ganz fehlen.

In vielen Exsudaten erreichen die Eiterkörper keine weitere Ausbildung; sie werden nach Aufsen entleert oder gehen sonst zu Grunde; in andern Fällen machen sie eine weitere Entwicklung durch, sie werden zu epitheliumartigen Zellen und Körnchenzellen.

Die Umwandlung zu epitheliumartigen Zellen geschieht in ähnlicher Weise, wie bei den geschichteten Pflasterepithelien die kleinen, runden, feingranulirten Zellen der tieferen Lagen sich zu den grofsen, abgeplatteten Körpern der oberflächlichen Schichten entwickeln. Der Inhalt vermehrt sich durch Aufnahme von flüssigen, eiweifsartigen Stoffen immer mehr, die Zellenmembran geht aus der kugligen Form in eine polyëdrische, abgeplattete Gestalt über und die mehrfachen Kerne verschmelzen zu einem einzigen. Dabei verdichtet sich der Inhalt zu einer mehr zusammenhängenden, öfter homogenen, oft aber auch granulirten Masse, die indefs bei jüngeren Zellen von Essigsäure noch gelöst und ganz durchsichtig gemacht wird. Bei Zusatz von

Wasser läſst sich die Membran anfänglich noch abheben, wie bei den Eiterkörpern, man kann den Inhalt noch lockern und eine Molekularbewegung hervorbringen. Später verschmilzt der immer mehr verdichtete Inhalt mit der Membran vollständig und wird in seinem chemischen Verhalten der Hornsubstanz ähnlicher, indem er durch concentrirte Essigsäure und kaustische Alkalien nur blasser wird und aufschwillt. Zugleich wird der Kern zurückgebildet und oft vollständig resorbirt. Auch die ganzen, zu soliden Körpern gewordenen Zellen können später noch resorbirt werden.

Die Umwandlung der Eiterkörper in Körnchenzellen und später zu den sogenannten Entündungskugeln oder Körnchenkonglomeraten beginnt damit, daſs in dem Inhalte der Eiterkörper anstatt der Proteinmoleküle sich Fettkörnchen abzusondern beginnen, bis endlich der frühere Inhalt gegen sie zurücktritt und vollständig von ihnen verdeckt wird. Diese Umbildung erleiden die Eiterkörperchen auf den verschiedensten Entwicklungsstufen, selbst dann noch, wenn sie schon zu epitheliumartigen Zellen geworden waren; in manchen Fällen gehen sogar die ganz jungen Zellen unmittelbar in Körnchenzellen über. Dieselben haben anfangs ebenfalls einen zähflüssigen eiweiſsartigen Inhalt, in welchem die Fettmoleküle suspendirt sind, später bilden sie eine mehr zusammenhängende, die Fetkörnchen verklebende Masse. Die Form der Körnchenzellen ist bald rund, bald unregelmäſsig polyëdrisch, kugelförmig, bald schicken sie Fortsätze aus etc. Die Membran, die sich im Anfange der Bildung durch Wasserzusatz von dem Inhalte abheben liſst, verschmilzt endlich mit demselben und es entstehen so die Körnchenkonglomerate oder Entzündungskugeln. Die in diesen enthaltene eiweiſsartige Substanz wird gegen die Einwirkung von Essigsäure und kaustischem Kali immer widerstandsfähiger und nähert sich mehr und mehr der Hornsubstanz; der innige Zusammenhang ihrer Theile lockert sich später, und die Konglomerate zerfallen durch Druck leicht in einzelne Körnchen und Körnerhaufen, wodurch die endlich eintretende Resorption möglich gemacht und erleichtert wird. — Diese Ansicht R. von der Entstehung der Körnchenzellen und ihrem Verhältnifs zu Entzündungskugeln wird in den Hauptzügen von Vogel getheilt, während Henle und Bruch annehmen, dafs zuerst durch Agglutination der im Exsudat befindlichen Elementarkörner Körnchenkonglomerate entstehen, die sich dadurch zu Körnchenzellen ausbilden, dafs ein Kern innerhalb des Körnerhaufens auftritt und aufsen um das Konglomerat eine Membran sich anlagert, eine Auffassung, die R. früher zunächst nur für die Entstehung von Körnchenkonglomeraten in Blutextravasaten zugab.

Die Exsudatzellen, in ihrer ganzen reihenweisen Entwicklung als Eiterkörper, epitheliumartige Zellen, Körnchenzellen und Konglomerate haben nur eine transitorische Bedeutung; sie gehen wieder zu Grunde. Die an der Grenze der verletzten Theile entstehenden Zellen der granulirenden Schichte geben die Grundlage der bleibenden Gewebe ab.

Die Entstehung der Körnchenzellen aus Eiterkörpern ist nicht die einzige Genese dieser Bildungen, sondern eine grofse Menge von pathologischen und normalen Processen zeigt dieselbe Umwandlung, so dafs sich sogar das Gesetz aufstellen läfst, dafs alle mit einem eiweifsartigen Inhalt versehenen Zellen unter Umständen Fettmoleküle in sich ablagern und so zu Körnchenzellen und weiterhin auch zu Körnchenkonglomeraten und Entzündungskugeln werden können. Diese Umwandlung hat R. an verschiedenen Beispielen nachzuweisen sich bemüht *), zuerst an der *membrana granulosa* der Graafschen Follikel in den Ovarien der Säugethiere.

Von den vielen Graafschen Bläschen, die sich in den Ovarien besonders bei den Wiederkäuern und den Schweinen entwickeln, gelangen nur sehr wenige zur völligen Reife, die übrigen werden wieder zurückgebildet und resorbirt. Hierbei wandeln sich die mit einem eiweifsartigen Inhalte versehenen

*) Cf. Archiv von Virchow u. Reinhardt. Bd. 1. 1847. B. Reinhardt: Ueber die Entstehung der Körnchenzellen.

Zellen der *membrana granulosa*, wie man sie in den noch in in fortschreitender Entwicklung begriffenen Follikeln antrifft, in Körnchenzellen und Konglomerate um.

Die Zellen der *membrana granulosa* entwickeln sich um präexistirende kleine homogene Kerne ohne Kernkörper; ihr Inhalt besteht, so lange sie noch in fortschreitender Entwicklung begriffen sind, in einer eiweifsartigen, Proteinmoleküle, aber keine Fettkörnchen enthaltenden Flüssigkeit. Sie sind durchsichtig. Bei der Rückbildung zeigt der früher wasserhelle Follikel eine weifsliche Trübung, später bekommt er ein weifsgelbes oder strohgelbes Ansehn, als wenn er mit Molken oder Eiter gefüllt wäre, endlich verschwindet das bläschenartige Aussehn und an der Stelle des Follikels erscheint ein oberflächlicher gelber Fleck am Ovarium. Der Inhalt wird dabei mehr und mehr eingedickt und stellt endlich eine käsige, zuletzt eine trockene, bröcklige Masse dar. Die Kernzellen haben sich dabei, wie dies durch Entwicklungsstufen zu verfolgen ist, zu Körnchenzellen und Körnchenkonglomeraten umgewandelt. Die bei den Eiterkörpern geltend gemachte entgegengesetzte Auffassung, wonach die freien Fettkörnchen und Körnchenkonglomerate als die früheren, die Körnchenzellen als die spätern Bildungsstufen, aus denen zuletzt die Kernzellen mit eiweifsartigem Inhalte hervorgingen, anzusehen wären, kann hier nicht vorgebracht werden, weil sich mit Bestimmtheit die Bildung von Zellen um präexistirende freie Kerne nachweisen läfst und der käsige und bröcklige Inhalt, in dem sich die Körnchenkonglomerate vorfinden, doch entschieden als Rückbildung zu betrachten ist.

Bemerkenswerth ist, dafs die Zellen während der Ablagerung von Fettkörnchen sich sehr bedeutend vergröfsern und häufig das drei- bis vierfache ihres früheren Durchmessers erreichen. Mit Entzündung hat die Bildung von Körnchenzellen in der *membrana granulosa* Nichts zu thun; es ist ein vollständig in das Gebiet des Normalen fallender Procefs *).

*) Bemerkenswerth sind noch die während der Rückbildung der Graaf'schen Follikel, besonders aus den jüngeren Zellen der

Eine ähnliche Metamorphose, wie in den Graafschen Bläschen, welche, bevor sie zur Reife gelangt sind, sich wieder zurückbilden, findet auch während der Bildung und Rückbildung des *corpus luteum* Statt. Nach dem Austritte des Eies füllt sich die Höhle des Follikels sehr rasch mit einer Menge von Zellen, welche das *corpus luteum* bilden. Von diesen wird ein Theil bald zu Bindegewebe und Gefäfsen, ein anderer zu grofsen, rundlichen, unregelmäfsig gestalteten und den Pflasterepithelien der Blasenschleimhaut ähnlichen Zellen, die im Anfange zwar wenig Fettkörnchen enthalten, sich aber mehr und mehr mit ihnen anfüllen. Später verdichtet sich der eiweifsartige Inhalt immer mehr zu einer festen, die Körner innig

membrana granulosa hervorgehenden kernlosen Körper, die in den Entzündungsprodukten von Vogel als kernlose Eiterkörper, von Lebert als *globules pyoides* beschrieben worden sind. Es sind kernlose, bald kuglige, bald unregelmäfsig gestaltete Körper von 0,0005—0,006'''; sie sind bald homogen, bald mehr oder weniger granulirt, in Wasser verändern sie sich nicht merklich, in Essigsäure werden sie durchsichtiger, in kaustischen Alkalien lösen sie sich fast ganz auf. Man findet sie in Exsudaten neben den gewöhnlichen kernhaltigen Eiterkörpern, aber auch ohne diese; am meisten sieht man in eitrigen Exsudaten neben kernlosen Körpern Körnchenkonglomerate und sieht Uebergänge zwischen beiden. R. glaubt, dafs, wo sie neben Eiterkörpern vorkommen, sie aus diesen entstehen, indem der Kern allmählig einschrumpft. Auch für die *membrana granulosa* glaubt er, dafs sie aus ursprünglich kernhaltigen Zellen entstanden sind. Er hielt überhaupt die von Kölliker beobachteten Kugeln der eigentlichen Dottersubstanz und der Dotterhöhle des Hühnereies für die einzige bis damals (1847) gesicherte Beobachtung einer Entstehung von zellenartigen Bildungen ohne vorherigen Kern. Die Umwandlung kernhaltiger Zellen in kernlose Körper, die auch an verschiedenen anderen Zellenbildungen, sobald sie absterben, an Körnchenzellen überhaupt vorkommt, hat nach R. entschieden die Bedeutung einer Rückbildung der Zellen und beruht nicht auf einem im Lebensprocefs der Zelle selbst liegenden Vorgang, sondern ist durch Veränderungen bedingt, welche die Zellen unter dem Einflufs der sie umgebenden Medien erleiden. Die Metamorphose wird besonders dann häufig beobachtet, wenn der Wassergehalt der die Zellen umgebenden Medien erheblich vermindert wird; man findet sie sehr gewöhnlich an eingedicktem Eiter und Schleim, an brüchigen und wasserarmen Stellen im Carcinom etc. Die kernlosen Körper können später sich zu gröfseren Klumpen vereinigen, die sich zum Theil durch Druck noch trennen lassen, zum Theil aber innig zusammenhängende Massen von homogenem oder scholligem Ansehn darstellen, die weiterhin durch Resorption ganz verschwinden. An andern Orten zerfallen sie zu einem feinkörnigen Detritus oder sie verkalken.

mit einander vereinigenden Substanz; es entstehen Körnchenkonglomerate, welche dann in ihrem Zusammenhange gelockert werden und zerfallen, aber nicht so, wie es Zwicky angiebt, dafs die Membran durch die stärkere Anfüllung mit Fettkörnchen zum Bersten gebracht wird und den Inhalt austreten läfst. Nicht alle von den Zellen im *corpus luteum* gehen die Fettmetamorphose ein, sondern viele werden resorbirt, ohne dies Stadium durchgemacht zu haben.

Weitere Umwandlungen in Körnchenzellen sah R. an den Epithelien seröser Häute, an der Pleura, am Peritonäum, aber nur in pathologischen Zuständen dieser Häute, bei geringen wässrigen Ergüssen in diese Höhlen. Eiterkörper, aus deren Metamorphosen die Körnchenzellen etwa hervorgegangen wären, fanden sich dabei nicht vor; häufig fanden sich die mit Fettmolekülen erfüllten Zellen nach Art der Pflasterepithelien zusammenhängend, waren an einander abgeplattet und von polyëdrischer Form.

Auf der Schleimhaut der Lungen zeigt sich in verschiedenen Zuständen Körnchenzellenbildung. Sie findet bei den verschiedenen Formen der Epithelien, den Flimmerepithelien der Luftröhre und der Bronchien und den Pflasterepithelien der Lungenzellen bald mehr, bald weniger selbst im gesunden Zustande, hier jedoch gewöhnlich in nicht erheblichem Grade Statt; häufig dagegen in pathologischen Zuständen, zunächst an den Pflasterepithelien der Lungenbläschen. R. fand sie an diesen in den atelektatischen Stellen aus der Lunge eines Kaninchens; er fand hier Körnchenzellen von 0,006'''—0,025''', einzelne sogar von 0,03''', einzelne kuglig, die meisten aber polyëdrisch und stark abgeplattet, mit noch deutlich abhebbarer Zellenmembran, bald isolirt, bald nach Art der Pflasterepithelien zusammengelagert und an einander abgeplattet, zwischen ihnen normale Epithelien und Zellen, welche erst einzelne Fettmoleküle enthielten. Bei Menschen sah sie R. in Lungenparthieen, die durch pleuritische Exsudate komprimirt waren, einmal in einer ausgedehnten Atelektase des Lungengewebes bei einem am Typhus Gestorbenen, sehr gewöhnlich im ersten Stadium der Pneumonie, wo man sie gewöhnlich bisher fälschlich für Neubildungen im Exsudate genommen hat. Beim weitern Fortschritt der Pneumonie zerfallen diese mit Fett gefüllten Epithelien und verschwinden, man sieht dann nur Eiterkörper und amorphes Exsudat, aus denen sich dann allerdings, und zwar in noch gröfserer Menge als im ersten Stadium, wieder Körnchenzellen bilden können. — Sehr markant ist ferner die Umwandlung der Epithelien der Lungenbläschen zu Körnchenzellen in der sogenannten gallertartigen Infiltration tuberkulöser Lungen. In der schleimigen, dem Hühnereiweifs ähnlichen Flüssigkeit, die beim Einschneiden abfliefst, findet sich eine sehr grofse Menge auf verschiedener Entwicklungsstufe stehender Fettkörnchenzellen, während Eiterkörper vollständig fehlen. Bei einer durch pleuritisches Exsudat komprimirten Lunge fand R. auch einmal die Flimmerepithelien der gröfseren Bronchien fettig metamorphosirt.

Die Cylinderepithelien des Darmkanals bei leichten Katarrhen, die Epithelien der *membrana decidua* beim schwangern Uterus, die tiefern Epithelialschichten der äufsern Haut (in dem bei einem *panaritium subcutaneum* entleerten Eiter) zeigen dieselbe Metamorphose; bei der Brustdrüse stellen die mit Fett gefüllten Drüsenzellen von der innern Fläche der Milchkanäle die sogenannten Colostrumkörper dar.

Die gewöhnliche Milch, welche etwa 3—4 Wochen nach der Geburt des Kindes abgesondert wird, stellt ein rein weifses, nicht klebriges Fluidum dar und enthält Milchkügelchen, Fetttröpfchen, umgeben von einer zarten, aus Proteinsubstanzen gebildeten Haut, kuglig, in der Gröfse variirend von feinen punktförmigen Molekülen bis zu einem Durchmesser von 0,003 bis 0,005‴, sehr selten bis 0,015‴. Das sogenannte Colostrum, das in den ersten Tagen nach der Entbindung abgesondert wird, ist eine gelbe, butterfarbene, klebrige Flüssigkeit, die sich beim Stehen in einen durchsichtigen serösen Theil und in eine gelbe rahmartige Masse scheidet.

Aufser den Milchkügelchen, von denen sich hier die gröfsern von 0,005—0,015‴ immer in reichlicher Menge vorfinden und die mit einander zusammenhängen, findet man noch kleinere blasse, zuweilen kuglige, häufiger unregelmäfsig gestaltete, oft abgeplattete Körper von 0,003—0,006‴. Sie erscheinen bald homogen, bald fein granulirt, mit gröfsern dunkeln Molekülen, die um so zahlreicher, je gröfser sie selbst sind; bisweilen ist ein Kern wahrzunehmen und manche zeigen auch bei Wasserzusatz alle Eigenschaften gewöhnlicher Kernzellen, verdünnte Essigsäure macht einen Kern kenntlich; kaustische Alkalien lösen sie bis auf die in ihnen enthaltenen dunkeln Moleküle auf. Neben diesen blassen Körpern, die Donné als Schleimkörper im Colostrum beschreibt, findet man, nicht streng von ihnen geschieden, die sogenannten Colostrumkörper, starkkörnige, zuweilen kuglig oder unregelmäfsig gestaltete, oft abgeplattete Konglomerate von 0,006—0,025‴, aus dicht gedrängten dunkeln Körnchen und einer diese vereinigenden blassen und homogenen Substanz zusammengesetzt. Durch Druck werden sie zuweilen nur abgeplattet, behalten aber noch den Zusammenhang ihrer Theile, bisweilen zerfallen sie indefs in Körnerhaufen und isolirte Körner. In Essigsäure und kaustischen Alkalien schwillt die Substanz auf, die Körnchen bleiben unverändert, lösen sich aber in Aether (Fettmoleküle). Sowohl das Verhalten der Membran bei Wasserzusatz, wie das Sichtbarwerden eines Kerns bei Essigsäurezusatz läfst besonders die kleinen, wenig gefüllten Colostrumkörper von 0,006‴ unzweifelhaft als Zellen erkennen. Die blassen Körper und die eigentlichen Colostrumkörper sind nur verschiedene Entwicklungsstufen eines nnd desselben Elementargebildes. Von den blassen kernhaltigen Körpern wird ein Theil, ohne sich weiter zu entwickeln, zu kernlosen Körpern, andere vergröfsern sich, füllen sich mit Fett, werden so zu Körnchenzellen, welche dann absterben und die Körnchenkonglomerate, die man hier Colostrumkörper nennt, darstellen. Die kleinen blassen Zellen des Colostrum stimmen in ihrer Form und Gröfse im Allgemeinen mit den Epithelien (Pflasterepithel), welche die Milchkanäle bekleiden, überein (cf. Henle), und R. betrachtet sie, gestützt auf eine Reihe von Untersuchungen, in welchen er die verschiedenen Uebergänge nachweisen konnte, als abgestofsene Epithelialzellen. Der Procefs, nach welchem die Epithelialzellen der Brustdrüse zu Kolostrumkörper werden, wäre demnach als eine Metamorphose derselben zu Körnchenzellen zu bezeichnen, dieselbe Metamorphose, welche die Eiterkörper und die verschiedenen früher erwähnten Epithelien bei ihrer Umwandlung zu Körnchenzellen und weiterhin zu Körnerkonglomeraten erleiden. Die Colostrumkörper, an denen sich noch ein Kern und eine Membran nachweisen läfst, entsprechen den Körnchenzellen, die gröfsere Zahl aber, an denen weder Kern, noch Membran wahrzunehmen ist, stimmen mit den sogenannten Entzündungskugeln überein, von denen sie auch formell durchaus nicht zu unterscheiden sind. Dafs die Milchkügelchen aus dem Zerfallen der Colostrumkörper zu einzelnen Körnerhaufen entstehen sollten und somit als freigewordener Zelleninhalt zu betrachten wären, ist R. nicht wahrscheinlich. Sie scheinen sich unabhängig von Zellen und Konglomeraten aus der in die Drüsenkanäle abgesetzten Flüssigkeit zu bilden.

Die Bedeutung der Colostrumkörper und ihr Erscheinen in der Milch in den ersten Tagen nach der Entbindung ist im Ganzen als eine während der Schwangerschaft erfolgende Rückbildung und Abstofsung des vor der Conception die Brustdrüse auskleidenden Epitheliums anzusehen. Die Umwandlung und Loslösung des Epitheliums beginnt schon in den ersten Monaten nach der Conception. Die weifsgelbe, zähe Masse, welche sich aus der Brustdrüse von Schwangern ausdrücken läfst, enthält die verschieden metamorphosirten Epithelien, welche dann mit der in den ersten Tagen nach der Entbindung abgesonderten Milch fortgeschwemmt und nach Aufsen entleert werden. Innerhalb der ersten Wochen nach der Geburt scheint die Bildung eines neuen Epitheliums der Milchkanäle vollendet zu werden, denn man sieht später weder in der Milch, noch in den Drüsenkanälen abgestoſsene unveränderte Epithelien oder Colostrumkörper. — Uebrigens erfolgt eine Umwandlung der Epithelien der Brustdrüse zu Körnchenzellen und Konglomeraten nicht allein während der Schwangerschaft, sondern auch in pathologischen Zuständen der *mamma*, bei Krebs derselben und zwar in den nicht von Krebs befallenen Parthieen.

R. sah ferner die Bildung von Körnchenzellen in der Niere (s. später *morbus Brightii*), in der Leber (Fettleber), an den Cylinderepithelien der Saamenkanäle des Hodens bei alten Leuten, in den Lymphdrüsen, im Blute (Umwandlung der farblosen Blutkörper, Virchow), in der Krystalllinse an den im *humor Morgagni* befindlichen Linsenzellen bei einer Katarakte, wo sich auch zugleich Fettmoleküle in und zwischen den Fasern der Linsensubstanz befanden. In der Kolloïdmasse beobachtete R. die Entstehung der Entzündungskugeln in einer ausgetragenen, mit kleinen entfärbten Blutextravasaten versehenen Placenta, an deren Fötalfläche kleine kolloïde bis erbsengroſse Einlagerungen sich befanden. In diesen waren alle Uebergangsstufen von Zellen mit Kernen und einem fein granulirten Inhalte bis zu Körnchenkonglomeraten vorhanden.

Im Krebs sah R. ebenfalls sehr häufig die Umbildung der gewöhnlichen Krebszellen zu Körnchenzellen und Körnchenkonglomeraten und im Einverständniſs mit Virchow, weist er auch hier entschieden die Auffassung von Bruch zurück, nach welcher die Körnchenkonglomerate die erste Bildung, aus der erst später Körnchenzellen und später die gewöhnlichen Krebszellen mit eiweiſsartigem Inhalte werden sollen.

4) Gangrän.

Mit dem Ausdrucke Brand, Nekrose, Gangrän, Sphacelus bezeichnet man denjenigen Zustand, in welchem die Ernährung und der normale Stoffwechsel eines Theils vollständig gestört und aufgehoben ist. Die Gewebe des erkrankten Theils sterben dabei ab und verändern sich in der Weise, wie es an Theilen, welche vom Körper entfernt worden sind, geschieht. Sie zerfallen während dieses Processes bald zu einer flüssigen, breiigen, in Zersetzung begriffenen Masse (Gangrän), bald schrumpfen sie zu einer festen, lederartigen Substanz (Sphacelus) ein. Die mikroskopische Untersuchung ergiebt in diesen Stellen nur die mehr oder weniger zerfallenen oder geschrumpften Gewebselemente mit zersetztem Blute gemischt und Stoffe, welche sich in allen zersetzenden organischen Substanzen bilden, Fett, Krystalle, Tripelphosphate, etc.

Die Ursachen dieser Vorgänge lassen sich, wiewohl noch Vieles dunkel ist, bis jetzt ungefähr auf Folgendes reduciren:

1) Mangel an Blutzufuhr durch Zerstörung oder Obliteration eines gröfseren Theils der Gefäfse. Die gewöhnlichen Ausgänge der Entzündung können dies Resultat veranlassen. Hierher gehört z. B. die Nekrose, welche der Ablösung eines Theils des Periosts nothwendig folgt, welche auf Ablösung der Membranen vom unterliegenden Zellgewebe bei ausgebreiteten Eiterungen desselben eintritt, endlich die Gangrän bei transplantirten Hautlappen, die wenig Gefäfse enthalten oder bei denen keine Gefäfsneubildung zu Stande kommt. Auch durch ausgedehnte Infiltration mit festen Exsudaten auf Schleimhäuten kommt Nekrose vor. In allen diesen Formen pflegt nach Abstofsung des afficirten Theils die Heilung zu erfolgen, sobald keine allgemeinern Ursachen zu Grunde liegen. Endlich ist noch die sogenannte *gangraena senilis* hierher zu ziehen, die sich in Folge des gesunkenen Kreislaufs an den Extremitäten entwickelt.

2) Störungen, welche die Kapillaren und die Gefäfswandungen direkt treffen und die Blutbewegung auf diese Weise unmöglich machen. Hieher gehören Kommotionen, d. h. eine Veränderung der molekularen Struktur, Unterbrechungen des Kreislaufs durch hohe Grade von Kälte, durch Einschnürungen, bedeutende Quetschungen, der anhaltende Druck auf einzelne Theile für manche Fälle von *decubitus*, obwohl bei diesem meist noch andere Momente der Blutentmischung mit konkurriren mögen.

3) Zerstörung der Gewebe durch chemische Processe. Stagnirende normale Secrete können bei Luftzutritt verwesen. So kann das in Bronchektasen angesammelte Sekret Lungengangrän erzeugen. Bei Eiterdepots, welche mit der Luft in Berührung bleiben, bildet sich unter allmählicher Zersetzung der Proteinsubstanzen Infiltration der umliegenden Gewebe mit der bei der Verwesung gebildeten Flüssigkeit, welche hier denselben Procefs hervorbringt und zu einer allgemeinen Säfteinfektion Veranlassung geben kann.

Jauchige Entzündung bewirkt ferner der Austritt von Fäkalmasse und die Infiltration mit Urin. Der Harnstoff des Urins zersetzt sich unter dem Einflufs der Körperwärme in harnsaures Ammoniak, das überall eine gangränescirende Entzündung veranlafst. Ebenso besitzen einzelne organische Stoffe unter allen Umständen die Fähigkeit, andere Gewebe zu dem Procefs der Fäulnifs zu bringen, so das Gift der Nosokomialgangrän, die *pustula maligna* und manche Schlangengifte. Endlich giebt es allgemeine Zustände der Säftemasse, cyklisch verlaufende Krankheiten, welche an einzelnen Theilen Gangrän hervorrufen, so z. B. Noma, die Bubonenpest, Vergiftungen mit *secale cornutum*.

Wenn die Gangrän mit Entzündung kombinirt erscheint, so sind die kleinern Gefäfse bei der Entwicklung der Gangrän gewöhnlich stark angefüllt und die später zerfallenden Gewebe reichlich mit Exsudat getränkt (heifser, feuchter Brand). Bei Blutarmuth und Kollapsus der Gefäfse entsteht der sogenannte kalte, trockne Brand.

IV. Tuberkulisirung der Exsudate und Tuberkulose überhaupt.

Wir können die Exsudate nach dem Verlaufe, den sie späterhin nehmen, in solche mit schneller und vollständiger Rückbildung und solche mit langsamer und unvollständiger Rückbildung unterscheiden. Bei der erstern entwickeln sich aus dem Exsudate transitorische Zellenbildungen, Eiterkörper, etc. die schnell wieder zerfallen, mit dem flüssigen Exsudate resorbirt oder nach Aufsen entleert werden. In der zweiten Form entwickeln sich bleibende Gewebe in gröfserer Menge und veranlassen die bei diesem Ausgange der Entzündung so häufigen Hypertrophieen der normalen Gewebselemente. Zu den in der letztgenannten Weise sich zurückbildenden Exsudaten gehören grofsentheils die im Verlauf des sogenannten tuberkulösen Krankheitsprocesses abgesetzten Entzündungsprodukte; doch kann dieser Verlauf auch bei Exsudaten der verschiedenartigsten andern Krankheitsprocesse vorkommen und man sieht diese Metamorphose des Exsudates fast in jeder Entzündung. Man bezeichnet sie allgemein mit dem Namen Tuberkulisirung eines Exsudates; sie tritt besonders dann ein, wenn das Exsudat wasserarm ist, mit belebten Geweben gar nicht oder wenig in Berührung ist, oder aus allgemeinen konstitutionellen Ursachen.

Die tuberkulösen Produkte erscheinen besonders unter der Form des grauen und gelben Tuberkels. Die erste Form stellt ein graues, härtliches Knötchen (Granulation) dar; der gelbe Tuberkel hat eine weichere, käseartige Konsistenz und kann als infiltrirter Tuberkel eine grofse Parthie von Geweben einnehmen.

Die mikroskopische Untersuchung der Tuberkel weist keine charakteristischen, diese Form von Ablagerungen unter allen Umständen unterscheidbaren Merkmale nach; es giebt keine besondern Tuberkelkörper. Der Tuberkel ist nichts Andres, als ein auf einer bestimmten Stufe der Entwicklung stehengebliebenes Exsudat.

Untersuchungen über die Entwicklung der Tuberkel haben R. zu dem Resultate geführt, dafs die Veränderungen, welche die Organe in dem tuberkulösen Krankheitsprocesse erleiden, mit den sogenannten chronischen Entzündungen völlig übereinstimmen.*) Die Lunge, als das Hauptorgan für die Ablagerung tuberkulöser Produkte, bietet uns den nächsten Vergleichungspunkt dar.

Diejenigen Entzündungen der Lunge, bei welchen nach einer frischen Infiltration das Lungenparenchym längere Zeit der Luft unzugänglich bleibt, wo auch beim Nachlafs des Fiebers etc. keine Resolution eintritt, fassen wir unter dem Namen der chronischen Pneumonieen zusammen. Sie können durch neu auftretende Entzündungen besonders in der Nähe des alten Entzündungsheerdes oder durch einen in diesem entstehenden Abscefs oder durch Gangrän zum Tode führen; bei der Sektion fehlen die Spuren der vorangegangenen Tuberkulose vollständig.

In den früheren Stadien dieser Affektion, die man besonders da zu Gesicht bekommt, wenn sich kurz vor dem Tode die Entzündung von Neuem wieder ausbreitete, erscheint der erkrankte Lungentheil voluminös, von glatter Oberfläche, luftleer, nicht granulirt, von weifs-grauer Farbe, bisweilen mit einem Stich ins Röthliche durch noch gleichzeitig bestehende

*) Ueber die Uebereinstimmung der Tuberkelablagerungen mit den Entzündungsprodukten. Annalen der Charité Bd. I. S. 262 et. seq.

Hyperämie. Das infiltrirte Lungengewebe ist in seiner Zähigkeit und Elasticität vermindert, aber nicht so brüchig, wie in der kroupösen Pneumonie; beim Druck entleert es eine helle durchsichtige, etwas klebrige, in ihrer Konsistenz einer mäſsig koncentrirten Eiweiſslösung ähnliche Flüssigkeit, die unter dem Mikroskop homogen und durchsichtig erscheint, zugleich aber bald unveränderte, bald vergröſserte und fettig infiltrirte Lungenepithelien, so wie einzelne aus den Bronchien stammende Eiterkörper beigemischt enthält. Die Lungenbläschen enthalten auſser dieser Flüssigkeit kein andres Exsudat. Ebenso ist das interstitielle Lungengewebe infiltrirt. — Hat die Affektion länger gedauert, so erscheint die Oberfläche bisweilen schon an einzelnen Stellen uneben und eingezogen, die Durchschnittsfläche ist glatt; man bemerkt zwei sich netzförmig unter einander verbindende Zeichnungen; die eine weiſse oder weiſsgraue Figur entspricht den Grenzen der Lungenläppchen und entsteht durch Vermehrung oder Verdickung des interstitiellen Gewebes, die andre mehr gelbe oder gelbweiſse rührt von den vergröſserten und fettig infiltrirten Lungenepithelien her. Das beim Druck hervorquellende Exsudat ist dickflüssiger und trüber; die noch homogene Flüssigkeit enthält viele in der Rückbildung begriffne Lungenepithelien, auch schon Fett und Proteinmoleküle. Aus dem hypertrophirten, interstitiellen Gewebe erhält man auſser den gewöhnlichen langgestreckten Faserzellen und elastischem Gewebe die Elemente von jüngerm und älterm Bindegewebe. In noch weiter vorgeschrittenem Stadium ist das ganze Volumen der Lunge verkleinert, die Oberfläche höckrig, die Flüssigkeitsmenge noch geringer und enthält nur zerfallene Epithelien; das interstitielle Gewebe ist auf Kosten des Lungengewebes, bei dem die Wandungen der Bläschen immer mehr an einander rücken und endlich mit einander verschmelzen, noch mehr vergröſsert, bis sich endlich der ganze Lungentheil in eine graue oder schwärzlich-graue Masse, aus Bindegewebe, Gefäſsen und elastischem Gewebe zusammengesetzt, verwandelt, die anfangs noch weich, gefäfsreich, serös infiltrirt erscheint, später indefs durch allmähliche Kontraktion des Bindegewebes und Obliteration der Gefäfse zu einer festen, gefäfsarmen, einer derben Narbenmasse ähnlichen Substanz wird.

Der hier in Form einer lobären, chronischen Pneumonie auftretende Exsudationsprocefs kommt auch bei andern Krankheitszuständen vor. Wir finden dieselbe Infiltration des Lungengewebes, nur auf kleinere Heerde beschränkt, auch bei Individuen, die an einer kroupösen, lobären Pneumonie starben, bei Herzkranken und in der Umgebung bedeutender Bronchiektasen, und es sind hierauf die bei durchaus nicht tuberkulösen Individuen häufig vorkommenden Vernarbungen und Verdichtungen des Lungengewebes zurückzuführen.

Konstant aber und sehr wesentlich bildet diese Exsudation einen Bestandtheil der Lungentuberkel. Diejenigen Zustände, welche man als gelatinöse Infiltration, als graue, durchscheinende, halbknorplige Tuberkelsubstanz, als Bindegewebskapsel oder als festes Narbengewebe um gelbe Tuberkelmassen beschrieben hat, sind Nichts als verschiedene Stadien der chronischen Pneumonie, die hier nur meist nicht, als ausgedehnte und zusammenhängende, lobäre Infiltration, sondern in Form kleiner durch die Lunge verbreiteter Heerde erscheint. Bei Kranken nämlich, die an einer akuten Tuberkulose sterben, findet man das Lungengewebe hyperämisch und mit jenem hellen, gelatinösen Exsudate erfüllt; zuweilen sind gröfsere Abschnitte desselben, häufiger kleinere hirse- bis hanfkorngrofse Parthieen, die durch gesundes und lufthaltiges Gewebe von einander getrennt sind, in dieser Weise verändert; man findet auch um gelbe Tuberkelmasse in gröfserer oder geringerer Ausdehnung einen Hof dieser gelatinösen Pneumonie. In Fällen von chronischer Tuberkulose macht die gelatinöse Infiltration dieselben Metamorphosen bis zum festen Narbengewebe hin durch, wie bei der chronischen Pneumonie; aus den kleinen, disseminirten, gelatinösen Infiltrationen wird der anfangs durchscheinende graue, später ganz derbe aus Bindegewebe und elastischen Fasern zusammengesetzte Miliartuberkel. Aus der Infiltration in der Umgegend gelber Tuberkelknoten wird, wenn der Procefs nicht durch eine Kaverne zerstört wird, eine fasrige Kapsel und die zusammenhängenden Infiltrationen der Lungensubstanz mit grauer und gelber Tuberkelsubstanz werden zu jenen schwärzlich-grauen mit trocknen, miliaren Tuberkeln durchsäeten Indurationen, die man so häufig bei chronischen Tuberkulosen findet.

Die gelatinöse Infiltration erscheint nach diesen Beobachtungen als früheres Stadium der Bindegewebsinduration, nicht aber des gelben Tuberkels; ein Uebergang der gelatinösen Infiltration und der grauen Tuberkelsubstanz in die gelbe findet nicht Statt.

Auch über die Entstehung des gelben oder käsigen Tuberkels giebt die Beobachtung gewisser Formen der chronischen Pneumonieen Aufschlufs. Bei lobären Pneumonieen nämlich, die bei vorher ganz gesunden Individuen entstehen, finden sich Formen, wo der afficirte Lungentheil neben gelatinöser Infiltration und von dieser umschlossen kleine gelbe Heerde enthält, die ganz das äufsere Ansehn und die mikroskopische Struktur des gelben Tuberkels besitzen. Es lassen sich von diesem Zustande aus alle Uebergangsstufen zu den festern Heerden von den Eigenschaften des gelben Tuberkels verfolgen; der in den gelben Heerden enthaltene Eiter dickt sich mehr ein, wird zu einer halbfesten, den Lungenbläschen innig adhärirenden Masse, während die Eiterkörper verschrumpfen, und wird endlich zu einer homogenen, soliden, durch Reagentien wenig sich verändernden und den sogenannten Tuberkelkörpern gleichenden Scholle. Man mufs sich den hier stattfindenden Procefs so vorstellen, dafs im Gefolge einer akut auftretenden entzündlichen Hyperämie nicht allein gelatinöse Infiltration entsteht, sondern auch in einzelnen Abschnitten des Parenchyms ein sich zu Eiter metamorphosirendes Exsudat abgesetzt wird. Eine solche Zusammensetzung der Lungenaffektion findet sich im typhoïden Stadium der Cholera.*)

In der eigentlichen Lungentuberkulose findet derselbe Vorgang Statt. Auch hier findet man in den Fällen, wo sich kurz vor dem Tode noch neue Ablagerungen bildeten, neben und in gelatinöser Infiltration gelbe Heerde, in welchen die Lungenbläschen mit Eiter erfüllt sind, der zuweilen gleichzeitig, wie in gewissen Stadien der kroupösen Pneumonie, geronnenen Faserstoff beigemischt enthält und dann ein der Form des Lungenbläschens entsprechendes, derberes, auf der Schnittfläche als Granulation hervorspringendes Körnchen darstellt. Später wird das Exsudat verdichtet, die Eiterkörper schrumpfen ein und werden zu den schollenartigen Tuberkelkörpern. Der eingedickte Eiter adhärirt den Wandungen der mehr und mehr atrophirenden Lungenbläschen immer mehr und bildet mit diesen eine zusammenhängende Masse. — Die in solchen derbern gelben Tuberkeln mit weicher Masse angefüllten Stellen, die gewöhnlich als bereits erweichte Tuberkelsubstanz aufgefafst werden und für einen Beweis gelten, dafs die Erweichung im Centrum beginnt, sind Nichts als kleine Bronchien, in denen der Eiter sich später und langsamer eindickt, als in den Lungenbläschen. Im weitern Verlaufe wird die gelbe Tuberkelsubstanz noch fester, trockner, in ihrer Farbe heller und bildet dann mit dem grauen, aus der gelatinösen Infiltration hervorgegangenen Bindegewebe die derben, obsoleten Tuberkelmassen, die je nach der ursprünglichen Konfiguration der Entzündungsheerde bald in Form kleiner miliarer Granulationen auftreten, bald ausgedehntere Indurationen darstellen.

Der gelbe Lungentuberkel ist also seiner Genesis nach ein eitrig infiltrirtes Lungenläppchen und das Eiterkörperchen, die Exsudatzelle, seine morphologische Grundlage. Virchow betrachtet die Tuberkelkörper

*) Ein in der Cholera 1848 beobachteter Fall von gelatinöser Infiltration neben rother, im Uebergange zu grauer befindlicher Hepatisation war für R. überhaupt die erste Veranlassung, die hier ausgeführten Gedanken aufzunehmen.

als frei gewordene endogene Kerne vergröſserter Lungenepithelien, während R. entschieden die Tuberkulisirung eines Exsudates nicht als einen von der Eiterbildung differenten Proceſs ansieht. Wenn in der Tuberkulose im Allgemeinen keine schnelle Zurückbildung des Exsudates erfolgt, wie in vielen andern Lungenentzündungen, sondern dasselbe im Gewebe zurückbleibt und schlieſslich eine dauernde Obstruktion und Obsolescenz der Lungenbläschen herbeiführt, so ist dieser Hergang durchaus nicht für die tuberkulösen Affektionen charakteristisch, sondern kommt überhaupt in den chonischen Pneumonieen vor.

Die Cavernenbildung in der Tuberkulose ist im Allgemeinen ein secundärer und zunächst durch Erkrankungen der Bronchien bedingter Vorgang, welcher dem Lungenabsceſs in der chronischen Pneumonie ganz gleich zu stellen ist. In den Fällen, in welchen die Bronchien nicht erheblich erkrankt sind, finden sich keine Cavernen, wenn auch die ganze Lunge mit Tuberkelmassen durchsetzt ist; sie fehlen meist in den sehr akuten Formen, dagegen trifft man in diesen zahlreiche Bronchiektasen, in welchen das Gewebe der Bronchien gleichzeitig oft ganz von Eiter infiltrirt erscheint und daher durch Druck sehr leicht zerstört werden kann. Beim ersten Anblicke scheinen diese Bronchiektasen freilich oft reine Cavernenbildungen zu sein, wozu sie indeſs erst durch allmähliches Zerfallen der verdünnten und infiltrirten Bronchienwand werden können. Wie bei der chronischen Pneumonie die Bildung der Abscesse, so hängt auch bei der Tuberkulose die Bildung der Caverne zunächst von krankhaften Zuständen der Bronchien ab. Dieselben zeigen zuerst die Erscheinungen einer Schleimhautentzündung mit ihren Ausgängen. Die Bronchialschleimhaut ist hyperämisch und geschwollen, ihr Gewebe gelockert, nicht selten mit Eiter infiltrirt, zeigt zuweilen in den gröſsern Bronchien Geschwüre, die Höhle der Bronchien ist erweitert und mit Eiter angefüllt; durch Perforation und Eiteraustritt in's Lungengewebe kann schon bei einfachen chronischen Katarrhen Absceſsbildung eintreten. Ist das umgebende Gewebe durch

Exsudat infiltrirt und dadurch unnachgiebig und nicht comprimirbar, so erfolgt die Atrophirung der Bronchialwandung durch das innerhalb derselben angesammelte Sekret um so leichter. — Eine schnell zerfallende circumscripte Infiltration des Lungengewebes, ein sogenannter metastatischer Abscefs oder ein hämoptoischer Infarkt kann ebenfalls die erste Veranlassung zur Entstehung einer Caverne abgeben, und solche Entzündungsheerde können sich mit den gewöhnlichen tuberkulösen Exsudaten kombiniren.

Die Wandung eines jeden Abscesses kann unter Umständen gangränesciren; es ist bekannt, dafs eine Lungengangrän nicht selten von einer tuberkulösen Caverne beginnt.

Jede Tuberkelablagerung erscheint somit als eine mehr oder weniger ausgedehnte chronische Pneumonie und das Eigenthümliche der Lungentuberkulose besteht nur darin, dafs in Folge gewisser, allgemeiner Bedingungen, zumal Krankheiten der Blutmasse sich solche chronische Entzündungen in kürzern oder längern Intervallen wiederholen.

In den parenchymatösen Organen, Milz, Leber, Niere, Hode etc., findet man ebenfalls bei frischen tuberkulösen Affektionen ein gelatinöses oder ein in Eiter umgewandeltes Exsudat abgelagert, entweder in die natürlichen Höhlungen oder zusammenhängend in die Interstitien infiltrirt, in Form einzelner Heerde oder ausgedehnter Infiltrationen. Aus der gelatinösen Infiltration entwickelt sich eine Bindegewebshypertrophie, die eitrige Infiltration wandelt sich zu einer trocknen, gelben Masse um. Wo die von dem Exsudat eingeschlossenen Gewebselemente bereits zerfallen waren, wo bereits Abscefsbildung eingetreten war, bildet sich unter Eindickung des Inhalts (Verschrumpfung der Eiterkörper, Resorption des Serums) eine tuberkulöse Caverne. Diese Höhlenbildung geht schon sehr frühzeitig vor sich, kurz nach der Umwandlung des Exsudates in Eiter. — In den Lymphdrüsen scheint durch Gerinnung der in ihnen cirkulirenden Flüssigkeiten und Einschrumpfung der Lymph- und Parenchymkörper ein der Tuberkelmasse gleichender und mit unter diesem Namen zusammengefafster Zustand sich entwickeln zu können.

In den Schleimhäuten entsprechen die Tuberkel eingeschrumpften Infiltrationen dieser Membranen mit Eiter, bisweilen auch mit einem amorphen, diphtheritischen Exsudate. Die Schleimhautgeschwüre entstehen durch Abstofsung der infiltrirten Schleimhautparthieen oder sie sind einfache Follikularabscesse. Die in den mit einer Schleimhaut ausgekleideten Kanälen abgelagerten käsigen Massen, die sogenannten freien Tuberkel, sind nur eingedickte purulente Absonderungen.

Von den serösen Häuten läfst sich besonders an den Synovialmembranen der Gelenke deutlich die Identität der tuberkulösen Affektionen mit den Entzündungen nachweisen. Bei frischen Gelenkaffektionen tuberkulöser Individuen ist die Synovialmembran lebhaft injicirt, mit serösem, gelatinösem und in Eiter umgewandeltem Exsudat infiltrirt; bisweilen sieht man auch kleine Abscesse; in der Gelenkhöhle ist eine eitrige Flüssigkeit, in welcher sich gewöhnlich Massen von Faserstoff und Klumpen zusammenhaftender Eiterkörper frei schwimmend vorfinden. Bei der Rückbildung entstehen aus dem Eiter und dem amorphen Faserstoff gelbe Tuberkelmassen, kleine miliare Knötchen in der Synovialmembran etc.; dieselben Bildungen können auch bei mechanischen Verletzungen, sowie bei andern Entzündungen des Gelenks auftreten. *)

Die lokalen Affektionen, die im Verlaufe des als Tuberkulose bezeichneten Krankheitsprocesses vorkommen, beruhen also zunächst auf einer in kürzern oder längern Intervallen auftretenden Hyperämie mit ihren verschiedenen Ausgängen. Es ist bekannt, dafs Menschen, die später von tuberkulösen Af-

*) Eine ausführliche Darstellung der Tuberkulose in andern Organen gedachte R. erst später zu liefern; es existiren unter seinen Papieren nicht einmal Notizen darüber.

fektionen befallen werden, häufig schnell sich wieder verlierende Congestivzustände durchmachen. Diese gehören vollständig in den Cyklus der tuberkulösen Affektionen. — Ein anderer Ausgang der Hyperämie, die Hämorrhagie, die so häufig im Verlaufe der Lungentuberkulose auftritt, ist nicht immer von der spätern Zerstörung eines Gefäfses abhängig, sondern findet sich schon im Anfange einer Tuberkulose. Der Ausgang, welcher den lokalen Veränderungen, die die Tuberkulose macht, hauptsächlich zu Grunde liegt, ist der Austritt von Blutplasma aus den Gefäfsen mit oder ohne gleichzeitige capilläre Apoplexie.

Diese Exsudationen sind 1) serös. Wenn sie aber auch vorwiegend aus einer an festen Substanzen nicht sehr reichen und nicht organisationsfähigen Flüssigkeit bestehen, so ist ihnen doch immer noch eine gewisse Menge geronnenen Faserstoffs oder eines zu Eiter umgewandelten Exsudates beigemischt. Hierher gehören besonders jene Formen von akuten und subakuten Hydrocephalus, die sich häufig noch mit miliaren Tuberkeln auf serösen Häuten combinirt vorfinden, zuweilen aber auch, besonders bei Kindern phthisischer Eltern als einzige organische Krankheit auftreten. Das in die *pia mater* und in die Hirnventrikel gesetzte vorwiegend seröse Exsudat mit der begleitenden akuten Hyperämie ist hier der wesentliche Theil der Krankheit. Die gleichzeitig vorkommenden meist rückgängigen miliaren Tuberkel in den Hirnhäuten sind nur die Residuen früherer circumscripter Entzündungen und können, wenn sie von keiner ausgedehnten Hyperämie begleitet werden, entstehen und sich zurückbilden ohne weitere Krankheitserscheinungen, ebenso wie die Bildung kleiner Tuberkelablagerungen in den Lungen oft unbemerkt vorübergeht. Nicht die kleinen circumscripten Infiltrationen der *pia mater* sind es, welche die Erscheinungen des Hydrocephalus hervorbringen, sondern die gleichzeitigen Hyperämieen und die von ihnen aus entstehenden eitrigen und serösen Ergüsse. Das Gefährliche der hierher gehörigen Hydrocephali beruht auch auf der öftern Wiederkehr der Hyperämieen; sie sind indefs unter Umständen heilbar, da sich die Residuen der abgelaufenen Processe, miliare Knötchen etc., zuweilen vorfinden.

Zu den vorwaltend serösen Exsudationen innerhalb des Bereiches der tuberkulösen Erkrankungen gehören viele *pleuritides*, die Hyperämieen der Darmschleimhaut, die als sogenannte katarrhalische Darmentzündung die so häufigen Diarrhoeen in der Tuberkulose bedingen.

Die Exsudationen können 2) reich an Faserstoff sein und schnell gerinnen; sie bleiben unorganisirt oder verschwinden später, indem sich an ihrer Stelle unter allmählichem Zerfallen Zellen entwickeln. Hierher gehören die Entzündungen seröser Häute mit Production bedeutender Massen von geronnenem Faserstoff, dann die sich besonders auf den Harnwegen vorfindenden diphtheritischen Infiltrationen der Schleimhaut, die theils nekrotisiren und abgestoſsen werden, oft aber auch verschrumpfen und dann mit eitrigen Infiltrationen zusammen die gelben, käsigen Tuberkelinfiltrationen dieser Schleimhaut darstellen.

3) Entstehen Exsudate, die ohne zu gerinnen, sich organisiren, in tuberkulösen Affektionen der verschiedensten Organe. Es entstehen aus ihnen theils Zellen transitorischer Bedeutung, Eiter, theils besonders aus den gelatinösen Exsudaten bleibende Gewebe, Bindegewebe mit Gefäſsen, unter Umständen auch Knorpel.

Der Gang, den eine tuberkulöse Affektion nimmt, kann der sein, daſs sie unter den Erscheinungen einer bloſsen Hyperämie sehr akut verläuft und tödtet (Hydrocephalus bei Kindern phthisischer Eltern), häufiger sind indeſs oft wiederkehrende Hyperämieen mit ihren weitern Ausgängen.

Daſs dem gleichzeitigen Auftreten der Tuberkulose in verschiedenen Organen, dem Tuberkulisiren der Exsudate ein Allgemeinleiden, eine Verderbniſs der Säftemasse zu Grunde liegt, ist gewiſs mit Entschiedenheit anzunehmen. Vor Allem spricht dafür die hereditäre Anlage; auch bei den acquirirten Tuberkulosen geht ihrem Ausbruch eine Reihe allgemeiner

Erscheinungen voran, die bei den akuten Tuberkulosen sogar den Charakter eines typhösen Fiebers zeigen können. Einflüsse, welche die Ernährung heruntersetzen, wirken begünstigend auf den Ausbruch der Krankheit, und diejenige Therapie ist am glücklichsten, welche die Ernährung zu heben sucht. Dafs oben der Beweis geführt worden ist, wie die Tuberkulose sich als Entzündung in verschiedenen Organen lokalisirt, ist kein Gegengrund gegen diese Annahme. Wir sehen dieselbe Lokalisation bei Vergiftungen des Blutes durch putride Stoffe, in exanthematischen Krankheiten etc. Eben so wenig kann man aus der formellen und histologischen Uebereinstimmung von Exsudaten folgern, dafs die entferntern Ursachen und die Processe, von denen ihre Bildung abhing, dieselben seien. So finden wir z. B. dieselben diphtheritischen Infiltrationen der Darmschleimhaut in der Dysenterie, in der Cholera, im Abdominaltyphus, nach rein örtlichen Vorgängen, bei eingeklemmten Brüchen.

Die Entzündung ist, allgemein genommen, allerdings zunächst ein rein lokaler Vorgang, von bestimmten Zuständen des Capillargefäfssystems abhängig, von den Vorgängen bei der normalen Exsudation und Ernährung aber nicht durch scharfe Grenzen abzutrennen. Obwohl wir diese Vorgänge nicht vollständig kennen, so ist doch soviel als sicher zu betrachten, dafs die Wandungen der kleinern Gefäfse verschiedene Grade der Porosität zeigen können, die jedesmal auch Veränderungen in der Blutanhäufung und Exsudation nach sich ziehen, so dafs jeder bestimmte Porositätsgrad von einer bestimmten Form der Exsudation begleitet ist, und der erhöhten Porosität im Allgemeinen Hyperämie und vermehrte Exsudation entspricht. Alle Potenzen, mechanische oder chemische, welche die Gefäfsmembranen verändern, bringen auch durch eine Veränderung der Porosität Alterationen der Blutanhäufung und der Exsudation zu Stande, so lange nicht die Intensität der Einwirkung Paralyse verursacht. So rufen äufsere Hautreize immer wieder dieselben Erscheinungen im Hautsystem hervor, ebenso innerlich genommene Arzneistoffe, und mit der Gleichförmigkeit des Exsudates ist dann auch eine gewisse Uebereinstimmung in den Metamorphosen desselben gegeben. So zeigen sich Exsudate mit der Konfiguration und der weitern Metamorphose der sogenannten Tuberkel nach rein lokalen Schädlichkeiten, mechanischen Verhältnissen, sie werden aber auch durch allgemeine Krankheitszustände, welche die Porosität der Wandungen alteriren, bedingt; besonders häufig entwickeln sie sich unter dem Einflusse des chronisch verlaufenden Krankheitsprocesses, den man Tuberkulose genannt hat.

V. Ueber *morbus Brightii*.

Als eine unmittelbar praktische Anwendung der Ansichten von der Umwandlung der entzündlichen Exsudate erscheint R.'s Arbeit über *morbus Brightii*, die wir deshalb auch am passendsten hier anreihen zu müssen glauben.

R. unterscheidet mit Toynbee drei Stadien des Processes, welcher den sehr verschiedenen, alle unter dem einen Bilde des *morbus Brightii* zusammengefafsten Zuständen zu Grunde liegt: das einfach entzündliche, das der Fettinfiltration und der Atrophie der Niere; sie gehen indefs ohne scharfe Grenze in einander über und erscheinen auch in einzelnen Fällen häufig mit einander combinirt.

1. Einfach entzündliches Stadium. In sehr akuter, bald nach dem ersten Auftreten und dann meist unter den Symptomen einer Hirnaffektion abgelaufener Krankheit findet man bisweilen aufser zahlreichen, kleinen capillären Blutextravasaten in der Rindenschichte, eine über das ganze Nierenparenchym verbreitete Hyperämie und deshalb das Ansehn der Niere von einer tief scharlach- oder kirschrothen Farbe. Aufser im Scharlach kommt dieser Zustand indefs sehr selten vor; R. sah ihn nur einmal bei einer akuten, nach einer heftigen Erkältung entstandenen Form. In der gröfsern Zahl der Fälle sieht jedoch die Niere anders aus. Sie ist ebenfalls vergröfsert, aber vorzüglich durch eine Anschwellung der Corti-

*) Cf. Annalen des Charité-Krankenhauses. B. 1. S. 185.

calsubstanz, bei verhältnifsmäfsig geringer Volumenszunahme der Pyramiden; die Corticalsubstanz ist heller als im Normalzustande, entfärbt, graugelb oder grauweifs, dazwischen rothe Flecke oder Streifen, die sich bei genauerer Betrachtung mit der Loupe als stark hyperämische, oder von kleinen Extravasaten infiltrirte Parthieen der Nierensubstanz darstellen. Aufser dieser capillären Hyperämie findet man gewöhnlich noch eine deutliche Ueberfüllung der venösen Netze auf der Oberfläche der Niere. Die Pyramiden sind oft nicht verändert, zuweilen dunkler; sie sind gleichmäfsig hyperämisch, vorzugsweise venös. In ihrer Konsistenz ist die Niere schlaffer, in seltnern Fällen auch derber, speckig, immer ist ihr Gewebe leichter zerreifslich und weniger zähe und resistent, als das des gesunden Organs. Die Nierenkapsel läfst sich leicht ablösen. Die Schleimhaut der Kelche ist injicirt und mit Blutextravasaten durchsetzt. —

Bei der mikroskopischen Untersuchung zeigen die Harnkanäle in ihrer Höhlung Faserstoffgerinnungen, deren Form dem Lumen des Harnkanals entspricht und cylindrisch ist; dies sind die sogenannten Cylinder der Bright'schen Krankheit, die sich auch in dem von dem Kranken entleerten Urin mehr oder weniger zahlreich vorfinden. Sie finden sich in der Corticalsubstanz, ebenso wie an den Pyramiden; sie liegen frei zwischen den isolirten oder noch in Form einer Röhre zusammenhängenden Epithelialzellen der Harnkanäle; bisweilen sieht man sie auch innerhalb der zusammenhängenden Epithelien an einem oder beiden Enden der Röhre hervorragend. Sie erscheinen als farblose, völlig homogene glatte Cylinder; zuweilen haben sie eine von Eindrücken der Epithelien herrührende facettirte Oberfläche und dem entsprechend gezackte Ränder, sehr häufig mit fest ihnen anhaftenden Epithelien bedeckt, oder sie enthalten diese, sowie oft auch geschrumpfte und entfärbte Blutkörper in ihrer Masse eingeschlossen, nicht selten durch imbibirtes Hämatin gelbroth gefärbt. Durch Essigsäure, noch schneller durch kaustische Alkalien quellen sie zu völlig durchsichtigen Massen auf, verhalten sich also ganz wie frische Faserstoffexsudate.

Ganz fehlen diese Gerinnungen nie, zuweilen sind sie allerdings selten. Aus ihrer Anwesenheit folgt die Exsudation faserstoffhaltiger Flüssigkeit aus den Gefäfsen der Niere. Der Durchmesser der Harnkanäle ist bei Nieren mit Volumenszunahme der Corticalsubstanz ebenfalls vergröfsert.

Die Epithelialzellen der Harnkanäle sind im normalen Zustande rundliche oder häufiger polyedrische Kernzellen, bald als Pflasterepithelium, bald mehr als Cylinderepithelium erscheinend, mit einem Durchmesser von 0,003—0,008 P. M. Der rundliche oder ovale Zellenkern ist meist körnig, gewöhnlich ohne deutliche Kernkörper, der Zelleninhalt homogen oder schwachkörnig, häufig aber auch, besonders in den gröfsern Zellen der Corticalsubstanz, sehr stark granulirt, so dafs er den Kern verdeckt. Essigsäure macht ihn durchsichtig; die Zellenmembran wird durch den Zusatz von Wasser oder verdünnter Essigsäure leicht zerstört.

In der Bright'schen Krankheit sind die Epithelien zuweilen noch normal, meist jedoch vergröfsert, durch Ablagerung feiner, in Essigsäure löslicher Moleküle stark getrübt und granulirt, auch wohl heller und durchsichtiger als normale Zellen. Gewöhnlich enthalten schon in diesem Stadium einzelne Zellen Fettmoleküle oder sie sind ganz in Körnchenzellen umgewandelt. Fast constant sind sie derber und gegen Reagentien widerstandsfähiger; die einzelnen Zellen haften fest an einander, so dafs man sie in der aus dem Durchschnitt ausgedrückten Flüssigkeit viel häufiger in Form cylindrischer Röhren an einander gelagert findet, als bei gesunden Nieren.

Die Gefäfse sind in der Bright'schen Niere hyperämisch, gleichmäfsig über die ganze Niere, häufiger jedoch, wenigstens in der Cortcialsubstanz, ungleichmäfsig vertheilt, nur in Form kleiner rother Flecke oder Streifen hervortretend. Ueber eine Erweiterung der Capillaren entscheidet sich R. nicht; auch eine Vergröfserung im Durchmesser der Malpighischen Körper konnte er nicht mit Bestimmtheit nachweisen. Dagegen fand er die den Knäuel zusammensetzenden Gefäfsschlingen oft auffallend trübe, so dafs die Kerne in den einzelnen Gefäfsen nicht deutlich wahrzunehmen waren, und wurden sie beim Zusatz von Essigsäure deutlicher sichtbar, so erschienen sie kleiner und schmaler als im Normalzustande, ähnlich wie überhaupt bei obliterirenden Capillaren im Zustande von Einschrumpfung. Bisweilen trifft man einzelne Gefäfsschlingen mit geronnenen, dann auch geschrumpfte Blutkörper einschliefsenden Faserstoffmassen erfüllt und verstopft.

Ueber das Verhalten des interstitiellen Gewebes macht R. keine bestimmten Angaben. Er wagt von den langgezogenen, kernhaltigen Fasern, die man durch Abschaben einer Schnittfläche der Niere gewinnt, nicht zu bestimmen, wie weit dieselben Epithelien gröfserer Gefäfse oder zerrissene Capillaren oder als selbstständige interstitielle Faserzellen zu betrachten seien. In einem Falle von Bright'scher Krankheit bei bedeutender Massenzunahme der Niere waren die Interstitien zwischen den Gefäfsen und Harnkanälen entschieden gröfser als in gesunden Nieren. Jüngere Zellenformen, die auf eine Neubildung von Geweben hätten bezogen werden können, hat R. nicht gefunden.

Der Zusammenhang dieser Erscheinungen ist folgender: Auf die über das Gewebe der Nieren verbreitete Hyperämie folgt eine faserstoffhaltige Exsudation, die zum Theil im interstitiellen Gewebe zurückgehalten wird, grofsentheils aber in die Höhlung der Harnkanäle gelangt, wo sie entweder mit dem Urin abfliefst, oder zu den sogenannten Cylindern gerinnt. Dieselben verstopfen die Harnkanäle und bedingen eine Ausdehnung derselben, da die Gerinnung meist erst, auch wenn der Procefs in der Corticalsubstanz begonnen hatte, in den engern Kanälen der Pyramiden geschieht und somit fast für die ganze Länge des Harnkanals ein Hindernifs in dem Abflusse des Inhalts resultirt. Durch die Dilatation der Harnkanäle wird die Anschwellung und Vergröfserung der Niere überhaupt bedingt. Die Cylinder werden endlich von dem sich hinter ihnen ansammelnden Urin fortgeschoben und mit demselben ausgeleert.

Die durch den Exsudationsprocefs veränderte Ernährung wirkt auch auf die Epithelialzellen, wie dies oben schon geschildert worden ist.

Alle bisher beschriebenen Strukturveränderungen der Niere lassen sich auf eine Hyperämie mit Austritt eines faserstoffhaltigen Exsudates zurückführen; das Eigenthümliche dieser Entzündungsform der Niere besteht darin, dafs die Hyperämie ziemlich gleichmäfsig über das ganze Gewebe verbreitet ist, dafs das gleichzeitig auftretende Exsudat grofsentheils wieder fortgeführt und entleert wird, dafs endlich keine Organisation durch Zellenbildung in dem in die Harnkanäle abgesetzten Exsudate erfolgt. R. bezeichnet diese Affektion als diffuse Nephritis, im Gegensatze zu den in Form circumscripter Heerde auftretenden Nierenentzündungen, die bei mechanischen Verletzungen, bei Katarrhen der Blase und des Nierenbeckens, als metastatische Ablagerungen vorkommen. Bei diesen Entzündungen wird das faserstoffhaltige Exsudat fast ausschliefslich an dem Orte seiner Entstehung zurückgehalten und zerfällt entweder zu einem Detritus oder wird zu Eiter oder Bindegewebe etc.

2. Das Stadium der Fettinfiltration der Niere. Die Niere erscheint noch geschwollen, vorzugsweise in ihrer Corticalsubstanz. Dieselbe zeigt gewöhnlich in einer graugelben oder grauröthlichen Grundmasse zahlreiche gelbe Flecke, die bald mehr getrennt von einander erscheinen, gewöhnlich sich aber unter einander zu netzförmigen Figuren, zu einem sogenannten *reticulum* verbinden. Ist die Fettinfiltration gleichmäfsig über die ganze Corticalsubstanz verbreitet, so zeigt sie neben kleinen capillären Apoplexieen eine gleichmäfsige, butterähnliche Farbe. Die Pyramiden nehmen stets weniger an der fettigen Degeneration Theil, als die Corticalsubstanz, sind zuweilen ganz frei und ihr hyperämisches braunrothes Gewebe sticht auffallend ab; wenn sie infiltrirt sind, so zeigen sie eine gelblich rothe Farbe oder auch nur einzelne gelbe, der Längsaxe der Pyramiden parallel laufende Streifen.

Das ganze Gewebe der Niere ist noch schlaffer, leichter

zerreifslich, als im ersten Statium. Die Nierenoberfläche ist bei gleichmäfsiger Infiltration glatt und eben; wo die Fettinfiltration auf einzelne kleinere Heerde beschränkt ist, springen diese, da die fettig infiltrirten Harnkanäle am stärksten ausgedehnt sind, in Form kleiner, gelber Körnchen hervor und machen die Oberfläche höckrig. Die Nierenkapsel läfst sich leicht ablösen, das Nierenbecken ist hyperämisch und mit Blutextravasaten bedeckt.

In den Harnkanälen finden sich zuweilen noch Faserstoffcylinder, wie im ersten Stadium der Krankheit. Neben diesen finden sich, besonders bei längerer Dauer der Krankheit, mehr verdichtete; sie sind gleichfalls homogen, aber stärker lichtbrechend und mehr glänzend, sie widerstehen einem Drucke auf das Deckgläschen und zerfallen endlich in derbe, schollenähnliche Fragmente; sie widerstehen ebenso der Einwirkung von Essigsäure und kaustischen Alkalien längere Zeit, bis sie endlich darin aufquellen und ganz durchsichtig werden. Aufserdem sieht man noch ältere, etwas granulirte Cylinder von sehr lockerm Gefüge, die durch Druck leicht in einen Detritus zerfallen, ein Zeichen, dafs schon eine theilweise Resorption stattgefunden hat.

Die Epithelien zeigen in den durch ihre gelbe Färbung ausgezeichneten Stellen der Niere dieselben Zustände, welche Zellen durch die Fettmetamorphose erleiden, wie diese schon oben geschildert worden sind. Die noch weniger mit Fettkörnchen gefüllten Epithelien haften noch fest an einander, bei den dichter erfüllten ist der Zusammenhang mehr aufgehoben. Im weitern Verlaufe zerfallen sie in Körnchenkonglomerate und in einen Detritus. Zwischen ihnen finden sich immer noch Faserstoffcylinder. — Aber nicht alle Epithelien werden zu Körnchenzellen, ein Theil stirbt ab ohne Fettablagerung. Diese Zellen schrumpfen allmählich ein, der Inhalt verdichtet sich und verschmilzt mit der Zellenmembran zu einem soliden Plättchen. Der Kern wird ebenfalls kleiner, blasser, verschwindet endlich ganz und die Zelle wird zu einem homogenen, schollenartigen Gebilde, das sich bei Wasserzusatz gar nicht verändert, durch

Essigsäure und kaustische Alkalien aufquillt und durchsichtiger wird, ohne dafs die einzelnen Zellenelemente wieder hervortreten. Endlich zerfällt auch diese zu einem Plättchen umgewandelte Zelle zu einem Detritus feiner Moleküle. — Die Harnkanäle sind in diesem Stadium noch mehr erweitert, als im ersten; man erkennt dies besonders da, wo beide Stadien in einer Niere neben einander vorkommen.

Die Gefäfse sind zuweilen in diesem Stadium nicht mehr verändert, als im ersten. Man findet, wie im ersten Stadium die Gefäfshäute, die aus einer durchsichtigen, strukturlosen Membran mit eingelagerten Kernen bestehenden Wandungen der Gefäfsschlingen der Malpighi'schen Knäuel, trübe und undurchsichtig. Essigsäure macht sie durchsichtig und bisweilen auch wieder die Kerne deutlich. In andern Fällen erscheinen die Malpighi'schen Körper sehr klein, geschrumpft, von rundlicher oder unregelmäfsiger Gestalt, die einzelnen sie zusammensetzenden Gefäfsschlingen lassen sich nicht deutlich wahrnehmen und auch durch Präparation nicht von einander trennen. Essigsäure bringt nur wenige, kleine, unregelmäfsig gestaltete Kerne zur Anschauung. Die verschrumpften Formen der Malpighi'schen Körper sind blutleer und durch verdichtete Faserstoffgerinnungen bisweilen so verstopft, dafs sie überhaupt für Blut nicht mehr durchgängig sind. Aufser geronnenem Faserstoff enthalten sie zuweilen noch zahlreiche Fettmoleküle und sind mit diesen und feinkörnigem Detritus erfüllt. — Dieselben Zustände, wie an den Malpighi'schen Körpern beobachtet man auch an den feinen, die Harnkanäle umspinnenden Capillaren, wie an gröfseren Gefäfsstämmen.

Das interstitielle Gewebe zeigt keine wesentlich andern Veränderungen, als im ersten Stadium.

Die wichtigste Erscheinung dieses Stadiums ist die Rückbildung der Epithelien durch Umwandlung derselben in Körnchenzellen, welche endlich mit ihrem völligen Zerfallen endet. Es ist diese Metamorphose die Folge und die nothwendige Konsequenz des vorangegangenen Entzündungsprocesses; wir erinnern daran, wie dieser Vorgang in derselben Weise in den verschiedensten andern Organen auftritt. Indem R. somit diese Fettinfiltration als einen secundären Vorgang betrachtet, tritt er dadurch auch entschieden der Ansicht von Johnson entgegen, nach welcher die Fettinfiltration der primitive Vorgang sein soll, der erst später zu einem Exsudationsprocefs führt. R. hat bei einer grofsen Masse von Untersuchungen kranker Nieren überhaupt nur zwei Fälle gesehn, in welchen eine fettige Infiltration der Epithelien ohne gleichzeitig bestehenden *morbus Brightii* existirte und in beiden Fällen war dem Verlaufe der Krankheit nach immer noch eine vorangegangene entzündliche Reizung anzunehmen. Dagegen sind selbst bei exquisiter allgemeiner Fettsucht und höhern Graden fettiger Entartung der Leber die Nieren frei von dieser Veränderung. Jedenfalls scheint die selbstständige einfache Fettinfiltration eine sehr seltene Krankheit zu sein. Für die Entstehung einer Entzündung durch Fettinfiltration spricht keine analoge Thatsache an andern Organen. So existiren die ausgedehntesten Fettablagerungen in der Leber, ohne dafs sich daraus ein entzündlicher Zustand dieses Organs entwickelte.

Bei der längern Dauer des exsudativen Processes bleiben die Faserstoffcylinder zum Theil in den Kanälen zurück und veranlassen eine dauernde Verstopfung derselben. Die ausgedehnteren Gerinnungen in den Gefäfsen sind die Veranlassung, dafs ein Theil derselben dem Blute ganz unzugänglich wird. Die Hyperämie wird dadurch in einzelnen Abschnitten der Niere beschränkt oder ganz beendigt.

3. Das Stadium der Atrophie. Das Wesentliche dieses Stadiums beruht in dem völligen Untergehn einer gröfsern oder geringern Menge von Harnkanälen mit gleichzeitiger Obliteration eines Theils des ihnen zugehörigen Gefäfsapparates, eine Atrophie der für die Sekretion bestimmten Gebilde der Niere, während das interstitielle Gewebe sich abnorm entwickelt. Es ist dies das Stadium der Rückbildung, und wenn

man will, als eine Heilung der primitiven Erkrankung zu betrachten.

Die Niere ist bisweilen, beim ersten Beginn der Rückbildung, noch vergröfsert, aber stets in geringerem Umfange, als im vorhergehenden Stadium; mitunter erscheint sie von normaler Gröfse; bei längerem Bestehen des Rückbildungsprocesses erscheint sie bedeutend verkleinert. Die Kapsel ist derb, fest, verdickt und hängt im Gegensatze zu den frühern Stadien fest mit der Cortikalsubstanz zusammen. Die Oberfläche ist uneben und höckerig; die einzelnen hervorspringenden Parthieen sind aber wenig umfangreich, von Mohn- oder Hirsekorngröfse; zuweilen sieht die Niere ganz so aus, wie eine cirrhotische Leber. Wo die Rückbildung und Verödung des Nierengewebes wenig ausgedehnt ist, zerfällt die Niere nur durch Einziehungen und Furchen in gröfsere Abschnitte und Lappen und wird dadurch einer fötalen Niere ähnlich. Auf dem Durchschnitte erscheint bei den stark granulirten Formen die Cortikalsubstanz verkleinert und geschrumpft, oft so, dafs sie nur als ein dünner, einige Linien dicker Streif die Pyramiden überzieht. Sie ist dabei in den exquisiten Formen von zahlreichen weifsen mit den Vertiefungen der Oberfläche zusammenhängenden Strängen durchzogen und dadurch ebenfalls in Abschnitte getheilt. In der Nähe der Peripherie ist dies am deutlichsten. Die Pyramiden sind ebenfalls geschrumpft, aber weniger als die Cortikalsubstanz; sie haben kein körniges Ansehn und überhaupt keine so deutliche Abwechslung von heller und dunkler Substanz. — Ob sich im Gefäfssystem noch Hyperämie vorfindet, hängt von der Dauer des Rückbildungsprocesses und davon ab, ob von Neuem Exsudationen eingetreten sind. Oft findet man, besonders auf der Oberfläche zahlreiche, variköse Venen; auch kleine Pigmentanhäufungen aus früheren capillaren Apoplexieen sind sehr häufig. — Die Schleimhaut des Nierenbeckens ist gewöhnlich schiefergrau und hyperämisch; im *hilus* sieht man Fettmassen. —

Bei der mikroskopischen Untersuchung bemerkt man zunächst an Durchschnitten durch die Cortikalsubstanz in der Richtung von der Peripherie gegen die Papille, dafs in den an der Peripherie vertieft und eingezogen erscheinenden Stellen die Harnkanäle, die in der gesunden Niere dicht gedrängt liegen, nur sehr vereinzelt, oder durch auffallend weite Zwischenräume getrennt vorkommen. An solchen Stellen, wo die übrigen Bestandtheile der Harnkanäle verschwunden sind, findet man bisweilen noch eingschrumpfte Malpighi'sche Körper im interstitiellen Gewebe. Dieses erscheint an feinen Schnitten als eine durchscheinende, zum Theil amorphe, etwas faserige Substanz, die jedoch nur an einzelnen Stellen, wie in der Nähe gröfserer Gefäfse, das lockige Ansehn des gewöhnlichen Bindegewebes, meist nur parallel verlaufende Längsstreifen zeigt. Beim Zerfasern erhält man gleichfalls nur Fragmente einer mehr homogenen, fasrigen Masse und daneben eine gewisse Menge jener langen Faserzellen, die, wie Virchow gezeigt hat (Archiv, Bd. III p. 246), auch in der gesunden Niere vorkommen. In Essigsäure quillt die Substanz auf, wird ganz durchsichtig und läfst rundliche, ovale oder langgestreckte Kerne wahrnehmen. Auch sieht man in ihr zahlreiche Capillaren, gröfsere variköse Gefäfsstämme und einzelne, geschrumpfte Malpighi'sche Knäuel. Hier und da sieht man auch Anhäufungen von molekularem Fett in Form einzelner, feiner Streifen oder unregelmäfsiger Häufchen, die indefs bei den seit längerer Zeit geheilten Krankheitsformen vollständig fehlen. In den an der Peripherie hervorspringenden Theilen erscheinen die Harnkanäle immer dichter gedrängt.

Die Harnkanäle sind, wenn dies Stadium noch nicht weit vorgerückt ist, im Allgemeinen so, wie in den früheren Stadien, erfüllt mit Epithelien, die in der Rückbildung begriffen sind, dabei noch frischere oder ältere Faserstoffkoagula enthaltend etc. Ist die Niere aber bedeutend geschrumpft, dabei starkhöckrig, hat sich der Eiweifsgehalt des Urins schon seit längerer Zeit verloren, so findet man zahlreiche Harnkanäle, welche nur eine aus Fettkörnchen, Proteinpartikeln und flüssigem Exsudat gemischte zähe Flüssigkeit ohne deutlich wahrnehmbare Zellen enthalten, gleichzeitig geschrumpfte und verkleinerte, an verschiedenen Stellen eingeschnürte Harnkanäle, in welchen der Inhalt zu einer halbfesten, beim Zertheilen in einzelne Bröckelchen zerfallenden Masse eingedickt ist. Endlich sieht man im Gewebe der Niere dickere Streifen und Klumpen eines zahlreiche Fettkörnchen enthaltenden Detritus eingelagert, in welchen die Wandung des Harnkanals nicht mehr zu unterscheiden ist und welche sich nur durch ihre den Harnkanälen ähnliche Form und durch die Uebergangsstufen zu den früher genannten Bildungen als Residuen von Harnkanälen erkennen lassen. In Fällen einer seit langer Zeit geheilten Krankheit erscheinen sowohl in den eingezogenen, wie in den hervorspringenden Parthieen der Niere, die Harnkanäle, abgesehn von einer Verkleinerung ihres Lumens und einzelnen Einschnürungen, normal, indem die durch die Entzündung zerstörten verschwunden sind; ihre Stelle wird vom interstitiellen Gewebe eingenommen. Ziemlich dieselben Verhältnisse, nur in geringerer Ausdehnung, finden sich in den Pyramiden wieder.

Die Gefäfse sind im Anfange dieses Stadiums noch mehr oder weniger hyperämisch. Später verschwindet die Hyperämie, man sieht nur eine Menge variköser Gefäfse auf der Oberfläche und im Parenchym der Niere. Die Capillaren und die kleinen Gefäfse sind wie im zweiten Stadium bisweilen mit Fettkörnchen und Detritus angefüllt oder man sieht feine Fettstreifen von der Form der Capillargefäfsnetze. In den eingezogenen Stellen sind einzelne eingeschrumpfte obsolete Malpighische Kapseln, an denen keine deutlichen Schlingen mehr zu erkennen sind, die von einer dicken, concentrischen, gestreiften oder gefaserten Schicht von interstitiellem Gewebe umgeben sind (cf. Wittich in Virchow's Archiv. Bd. III. p. 150).

Dafs die bisher beschriebenen Veränderungen dieses Stadiums als eine Rückbildung der durch die Entzündung gesetzten Zustände zu betrachten seien, dafür spricht aufser den Resultaten der anatomischen Untersuchung auch die klinische Beobachtung, welche die Formen der granulirten Niere nur in ganz abgelaufenen oder doch in deutlicher Abnahme begriffenen Fällen nachweist.

Die nächste Bedingung zur Entwickelung dieses Zustandes ist ein Nachlafs der Hyperämie und des Exsudationsprocesses. Beim Freierwerden des Kreislaufes werden zunächst die ergossenen Flüssigkeiten resorbirt, dann kommt es zu einer Elimination derjenigen Abschnitte der Harnkanäle, bei denen eine Wiederherstellung zum normalen Bau und Function nicht mehr möglich ist. Ihr aus abgestorbenen Epithelien, flüssigen und festen Exsudaten zusammengesetzter, zähflüssiger Inhalt wird allmählich eingedickt und in einen gelben, käsigen Brei verwandelt, der sich dann durch Resorption noch mehr verkleinert und ganz verschwinden kann. Gleichzeitig obsolescirt auch der gröfsere Theil der Gefäfse, der Capillaren, wie der Malpighischen Körper. Das interstitielle Gewebe zieht sich dabei zusammen und tritt in die von den untergegangenen Geweben eingenommene Stelle ein; je nach dem Umfange der untergegangenen Gewebstheile der Niere variirt die Schrumpfung und Verkleinerung derselben. Die am meisten vertieften und eingezogenen Stellen sind diejenigen, an welchen der gröfste Verlust der normalen Bestandtheile des Parenchyms stattgefunden hat. Dafs eine Neubildung von interstitiellem Gewebe stattfinde, scheint sowohl nach der Analogie anderer Organe, als nach dem grofsen Reichthum von runden oder ovalen, dicht neben einander liegenden Kernen nicht unwahrscheinlich. — Ob die Bildung kleiner Cysten, die man so häufig in der Cortikalsubstanz und auf der Oberfläche granulirter Nieren findet, mit dem *morbus Brightii* in irgend einer Verbindung steht, ist nicht deutlich.

Diese anatomischen Untersuchungen brachten R. zu dem Schlusse, dafs die Veränderungen des *morbus Brightii*, als eine diffuse Entzündung der Niere, nichts Specifisches darbieten. Auch in dem Verlaufe der Krankheit und dem sie begleitenden Symptomencomplexe glaubt er nichts so Specifisches zu finden, dafs er die Affektion als eine scharf charakterisirte Krankheit abgrenzen könnte.

Morbus Brightii entsteht bei ganz gesunden Individuen in Folge heftiger Erkältungen und hat hier gewöhnlich einen sehr akuten Verlauf. Sie beginnt mit den Symptomen einer lebhaften Nierenreizung, Kreuzschmerzen, Verminderung der Harnsekretion und Entleerung eines mehr oder minder bluthaltigen Urins; gleichzeitig Affektion des Darmkanals, Erbrechen, Leibschmerz, Fieber. Dabei Hautwassersucht, die sich in kurzer Zeit über einen grofsen Theil des Körpers verbreiten kann. Wenn keine Complication mit Hirnaffektion vorhanden ist, so ist diese Form der Bright'schen Krankheit im Allgemeinen leicht zu heilen; man kann sie als die akut rheumatische Form bezeichnen. Den Gegensatz zu dieser Form bilden die Fälle, wo sich bei kachektischen Individuen, bei Knochen- und Gelenkkrankheiten, umfangreichen und eiternden Wunden, Tuberkulose, Carcinomen ohne eine bestimmte äufsere Veranlassung *morbus Brightii* entwickelt. Der Verlauf ist hier chronisch. Zuerst findet sich eiweifshaltiger Urin, ohne Verringerung der Harnmenge, ohne gleichzeitige Symptome von Nierenreizung oder besonders hervortretende gastrische Störungen. Die verhältnifsmäfsig spät auftretende Hautwassersucht entsteht gewöhnlich zuerst an den Unterschenkeln; sie braucht aber auch gar nicht aufzutreten. Die Prognose ist immer sehr ungünstig. Diese Form läfst sich mit den Entzündungen anderer Organe, Katarrhen, Entzündungen seröser Häute parallelisiren, die ebenfalls so häufig unter dem Einflusse ausgeprägter Kachexieen zu Stande kommen, ohne erhebliche äufsere Veranlassung.

Zwischen diesen beiden extremen Formen steht eine grofse Reihe subakuter und chronischer Fälle, Zustände, die sich im Laufe cyklischer Krankheitsprocesse, wie der Cholera, der akuten Exantheme, des Typhus etc., entwickeln.

Wenige leichte Fälle ausgenommen entsteht in der Cholera mit dem Eintritte des reaktiven Stadiums in der Niere und zwar besonders in der Cortikalsubstanz eine Hyperämie mit Austritt eines faserstoffhaltigen Plasma's. Der um diese Zeit gelassene Urin enthält viel Eiweifs, entfärbte Blutkörper und Faserstoffgerinnungen. Nach 7—9 Tagen wird, wenn die Krankheit sonst günstig verläuft, der Urin wieder hell. Bei der Sektion findet man im Anfange dieser Periode der Cholera, die Niere hyperämisch, Faserstoffcylinder in den Harnkanälchen etc. Nach Verlauf weniger Tage jedoch lagern sich in den Zellen Fettmoleküle ab, wodurch einzelne Parthieen der Niere schon gegen den 7—11ten Tag eine deutlich gelbe Farbe bekommen können, die Epithelien sind dann zu Fettkörnchenzellen umgewandelt, theilweise auch schon zu einem Detritus von Fettkröpfchen und Proteinmolekülen zerfallen. Diese Strukturveränderungen werden gewöhnlich binnen einer verhältnifsmäfsig kurzen Zeit wieder ausgeglichen, sobald die abnorme, der Cholera eigenthümliche, Blutmischung, die hier als Entzündungsreiz für die Niere wirkt, verschwunden ist. Die Nierenveränderung hat in der Cholera dieselbe Bedeutung, wie jene weniger konstanten Entzündungen anderer Organe, der Scheide, des Uterus (diphtheritische Entzündungen), der Haut (Exanthem) *).

*) Cf. Archiv, Bd. III. Beobachtungen über die epidemische Cholera von Reinhardt und Leubuscher. Ich halte diese Stelle zugleich für die passendste Gelegenheit mich über die Art unseres Zusammenarbeitens auszusprechen; indem ich den Grundsatz festhalte, an dieser Stelle nur R. Arbeiten selbst zu geben, möchte ich doch auch Nichts von dem, was er gethan hat, seinem Namen entfremdet wissen. — Wir hatten, da wir beide als Assistenzärzte an dem Spital fungirten, die Arbeit so getheilt, dafs wir mit der Wache an den einzelnen Tagen abwechselten; die Kranken, welche an dem Tage der Wache eines Jeden zur Aufnahme kamen, blieben während des ganzen Verlaufes der Krankheit seiner speciellen Behandlung überlassen; auch die Sektion wurde von demjenigen, der den Kranken recipirt hatte, gemacht, jedoch immer in Gegenwart des Andern. Abends machten wir gewöhnlich eine Visite gemeinschaftlich, so wie wir auch beim Besuche des Oberarztes gegenseitig von unsern Kranken Kenntnifs nehmen mufsten. Es konnte nicht fehlen, dafs wir bei der Masse des Materials die Arbeit vielfach theilten, aber bei einem fortwährenden Zusammensein und Austausch ist es

Komplicirter sind die Verhältnisse im Scharlach. Wenn sich hier meist gegen die Desquammationsperiode der Krankheit hin Hautwassersucht entwickelt, so enthält der Urin fast immer Eiweifs mit Faserstoffcylindern, entfärbten Blutkörpern und Epithelien. Die besonders in ihrer Cortikalsubstanz vergröfserten Nieren zeigen vollständig die Veränderungen wie im ersten Stadium der Bright'schen Krankheit, so dafs die Auffassung von Legendre, welcher das Nierenleiden beim Scharlach als einen Zustand von Hyperämie und Entzündung der Bright'schen Krankheit gegenüberstellt, anatomisch wenigstens nicht zu rechtfertigen ist. In den meisten Fällen ist der Verlauf der Nierenkrankheit bei Scharlach ein akuter; wenn sie nicht durch gleichzeitig auftretende Hirnaffektion oder Entzüngen seröser Häute tödtlich wird, so heilt sie meist schnell und nimmt nur verhältnifsmäfsig selten unter dem Einflusse hoher Grade von Skrophulose den Charakter chronischer Entzündung an, und zeigt dann dieselbe Fettinfiltration und Atrophie der

fast unmöglich, das Eigenthumsrecht des Einzelnen genau zu bestimmen. Ausschliefslich gehört R. die Untersuchung der Nieren; bei den Veränderungen des Darms hat er zuerst die Veränderungen der solitären Drüsen studirt (andere Untersuchungen über die Zotten, die Diphteritis im Darm, die blutigen Stühle waren mehr mir zugefallen) und nachdem wir die diphtheritische Entzündung der Darmschleimhaut und der weiblichen Genitalien kennen gelernt hatten, spürte R. sorgsam der Verbreitung des diphtheritischen Exsudates auf andern Schleimhäuten nach, in den Bronchien, in der Gallenblase. Die Veränderungen der weiblichen Genitalien waren uns klinisch durch die eintretenden Blutflüsse bekannt geworden; erst diese symptomatologische Beobachtung gab die Veranlassung zu dem anatomischen Befunde. Die Ausarbeitung begann damit, dafs Jeder die Krankengeschichten des Andern durchnahm und dafs wir dies Material als die Grundlage gemeinschaftlicher Besprechung benutzten; dann theilten wir den Stoff derartig, dafs ich die Schilderung des Choleraverlaufes bis zum Tode, R. die Ausgänge und Nachkrankheiten übernahm, ebenso den pathologisch-anatomischen Abschnitt; ich habe ferner die Abschnitte über die allgemeine Pathologie der Cholera und die Therapie gearbeitet; ungefähr die Hälfte der Krankengeschichten gehörte R. an; wir suchten beiderseits die präcisesten und beweiskräftigsten aus unserm Vorrathe auszuwählen. Das Manuskript eines Jeden wurde, ehe es der Druckerei übergeben ward, von dem Andern durchgesehen und wieder vielfach diskutirt und nach Umständen abgeändert.

R. L.

Niere, wie die entschiedene Form des *morbus Brightii.* Zweifelhaft ist es, ob Wassersucht beim Scharlach abhängig von der zugleich bestehenden Nierenentzündung sei, oder ob nicht beide Affektionen als zwei gleichzeitig auftretende, durch die Einwirkung derselben Schädlichkeit hervorgerufene Krankheitszustände betrachtet werden müssen. — Die Erkrankung der Niere findet sich im Scharlach nicht immer erst zur Zeit der Desquammation, auch nicht blos in solchen Fällen, wo sich Wassersucht entwickelt. R. hat schon 2—3 Tagen nach dem Ausbruche des Exanthems, wo der Tod in Folge einer Hirnaffektion erfolgt war, diffuse Nephritis gefunden. In einer Epidemie fand sich, ohne dafs später Wassersucht folgte, selbst bei leicht verlaufenden Fällen um den 3—7ten Tag Eiweifs mit Faserstoffcylindern im Urin, so dafs eine diffuse Nephritis eine selbst im Verlaufe des normalen Scharlachs nicht ungewöhnliche Erscheinung ist; ob sie konstant ist, müssen weitere Untersuchungen ergeben, jedenfalls sind nächst den *fauces* und der Haut die Nieren dasjenige Organ, das im Verlaufe des Scharlachs auch ohne äufsere Schädlichkeiten am häufigsten erkrankt. — Aehnliche Verhältnisse finden wir bei andern Exanthemen; bei Masern entsteht unter dem Einflufs der eigenthümlichen Erkrankung der Blutmasse ein Katarrh der Bronchien, der sich auch ohne äufsere Schädlichkeit in einzelnen Epidemieen zu intensiver Bronchitis und zum Croup steigern, oder zum chronischen Bronchialkatarrh werden kann, so wie die akute Nierenaffektion im Scharlach zu einem chronischen *morbus Brightii* wird. Auch im Typhus, in Pocken kann sich eine mitunter von Hautwassersucht begleitete diffuse Nephritis entwickeln.

Dieser im Verlaufe akuter cyklisch verlaufender Krankheiten eintretenden Nierenaffektion gegenüber steht diejenige, welche durch scharfe, die Harnorgane reizende Substanzen zu Stande kommt. Sie entsteht z. B. nach der innern und äufsern Anwendung der Kanthariden, des Terpenthins, der Cubeben, des Copaivbalsams etc. und stimmt mit dem ersten

Stadium der Bright'schen Krankheit überein, der Urin enthält aufser Blutkörpern Eiweifs und Faserstoffcylinder. Die Affektion verschwindet gewöhnlich nach dem Aussetzen des Mittels, zuweilen aber bei einer gröfsern Dosis, bei schwächlichen, kachektischen Individuen geht die Reizung weiter und es bilden sich die Erscheinungen des *morbus Brightii* aus.

Sehr häufig ist die Kombination eines *morbus Brightii* mit Herzkrankheiten. Im Allgemeinen scheint die Herzaffektion das primäre Leiden zu sein. Bei vierzehn Fällen organischer Herzleiden, die R. im Sommer 1848 untersuchte, fand er nur in zwei Fällen den Urin frei von fremdartigen, einem Exsudationsprocesse angehörigen Produkten, in allen übrigen mehr oder weniger im Urin die Zeichen der Nierenhyperämie, bei zwei eine sehr geringe Menge von Eiweifs und zahlreiche Faserstoffcylinder. Acht dieser Fälle kamen zur Sektion. — Als allgemeine Resultate ergiebt sich aus diesen Untersuchungen, dafs Exsudativprocesse in der Niere bei organischen Herzleiden in gewissen Perioden derselben ziemlich häufig vorkommen; sie scheinen dann ganz gewöhnlich einzutreten, wenn sich bedeutende Störungen im Kreislauf und namentlich Wassersucht entwickeln, und man findet dann nicht blos Eiweifs, sondern auch Faserstoff. Gegen Becquerel findet R. den Eiweifsgehalt auch da, wo noch keine ausgebildete Bright'sche Krankheit existirt, sondern blos eine Hyperämie, nicht so vorübergehend, er konnte ihn Wochen lang bis zum Tode des Kranken nachweisen. — Die Zustände von einfacher Hyperämie der Niere ohne tiefere Erkrankung derselben kamen vorzugsweise bei Kranken vor, bei welchen eine bedeutende Störung der Cirkulation und zugleich Wassersucht vorhanden war; die abnorme Beschaffenheit des Urins schwand in zwei Fällen mit dem Aufhören der Wassersucht. Es ist wahrscheinlich, dafs durch die von der Cirkulationsstörung bedingten Stagnation des Blutes in den Körpervenen eine diffuse Hyperämie der Niere entsteht, sowie an den Extremitäten Exsudationen in Folge der Verstopfung einer gröfsern Vene zu

Stande kommen und die Wassersucht und Albuminure als Coëffekte einer und derselben Ursache, der gehinderten Cirkulation, zu betrachten sind. Diese Hyperämie kann, ohne weitere Spuren zu hinterlassen, wieder verschwinden, könnte aber auch als das erste Stadium der Bright'schen Krankheit betrachtet werden, als die Grundlage einer sich später entwickelnden Degeneration der Niere, wie es die Analogie anderer Organe und die Entwicklung der Nierendegeneration in andern Zuständen schliefsen läfst; doch betrachtet R. seine bisherigen Untersuchungen noch nicht als entscheidend für diese Auffassung. Vielleicht giebt auch das bei Herzkrankheiten veränderte Blut (Becquerel und Rodier), das viel ärmer an Eiweifs ist, als das normale Blut, eine Prädisposition zur Entstehung einer Nierenkrankheit ab. — Wenn sich in einzelnen Fällen zahlreiche Faserstoffcylinder bei auffallend geringem Eiweifsgehalt vorfinden, so könnte man annehmen, dafs die fibrinösen Exsudate noch aus einer frühern Zeit herstammen, wo sie gleichzeitig mit gröfsern Mengen von Eiweifs exsudirten, allein nicht zugleich mit den letztern vollständig entleert wurden; doch kommen auch derartige Differenzen in der Zusammensetzung der Exsudate vielfach selbstständig vor. In zwei Fällen von chronischer Bronchitis mit Dilatation (secundärer) des rechten Ventrikels und Oedem des Unterschenkels fand sich in den letzten Wochen vor dem Tode im Urin ebenfalls Eiweifs und zahlreiche Faserstoffcylinder; die Niere war deutlich hyperämisch und von deutlicher speckartiger Konsistenz.

Nach Devilliers und Regnauld (Archives générales de medec. T. 17.) macht R. auf das Vorkommen der Albuminurie in der Schwangerschaft und auf die Combination mit Eklampsie aufmerksam; ihm selbst standen darüber keine Untersuchungen zu Gebote.

Aufser diesen genannten Zuständen findet sich Albuminurie noch in den verschiedenartigsten andern Krankheiten kurze oder längere Zeit dauernd vor, auch mit der Ausscheidung von Faserstoffcylindern. Die letztern findet man auch ohne oder nur mit einer sehr geringen Menge von Eiweifs. R. fand, als er bei allen Sektionen die Nieren auf diesen Punkt hin untersuchte, die Cylinder durchschnittlich bei fast zwei Drittheilen der an den heterogensten Zuständen Verstorbenen, besonders in den Pyramiden, constant aber, sobald eine deutlich ausgesprochene Hyperämie der Nieren zugegen war. — Man hat in neuerer Zeit die eigentlichen Faserstoffgerinnungen von den cylindrischen, nur aus abgestofsenen Epithelien der Harnkanäle bestehenden Fragmenten unterschieden, die besonders bei Exanthemen vorkommen sollen, analog der Desquammation der Haut und der Schleimhäute. R. will gefunden haben, dafs immer Faserstoffgerinnsel dabei sind, die in einzelnen Fällen nur mit einer gröfsern Menge fest anhaftender Epithelien bedeckt und durchsetzt sein können.

Nach dieser Darstellung erscheint also die Bright'sche Nierendegeneration nicht als ein bestimmter, scharf abgegrenzter Krankheitsprocefs, sondern es sind Lokalisationen der verschiedenartigsten Zustände unter der Form der diffusen Nephritis und die verschiedenen Formen der Degeneration der Niere sind als Stadien dieses Processes zu betrachten.

VI. Hypertrophie und Atrophie.

Unter Hypertrophie verstehen wir eine ohne alle krankhaften Symptome oder unter den Erscheinungen einer langsam verlaufenden Kongestion sich entwickelnde Vergröfserung eines Organs oder Organtheils, bei welcher wohl das Massenverhältnifs der einzelnen, das Organ zusammensetzenden Theile und die Konfiguration derselben geändert werden kann, wo die Vermehrung derselben jedoch nur durch Vermehrung der gewöhnlichen histologischen Elemente, oder durch Formen, welche frühere Entwicklungsstufen derselben darstellen, bewirkt wird. Es tritt keine Vermischung der einzelnen Bestandtheile des Organtheils ein, keine Erkrankung und Entartung in den umgebenden Theilen aufser solchen, welche etwa von der Vergröfserung selbst und deren Folgen bedingt sind.

Der Vermehrung der Elemente liegt natürlich eine vermehrte Ausscheidung und Ablagerung von organisationsfähigem Plasma aus den Blut- und Lymphgefäfsen zu Grunde; dies ist den Hypertrophieen mit andern Vergröfserungszuständen (Geschwülsten) gemein. Das Unterscheidende der Hypertrophieen ist hauptsächlich die Art, wie sie sich ablagern und der Typus, nach dem die Entwicklung vor sich geht. Die Vermehrung der histologischen Elemente betrifft gleichmäfsig alle Theile und die Struktur bleibt im Ganzen wohl erkennbar. Betrifft die Vermehrung nur einzelne Theile des Gewebes, findet ein unregelmäſsiger Entwicklungstypus statt, so legen wir der Neubildung andere Namen bei (Fibroïd, Degeneration).

Die Vergröſserungen können sich bilden, ohne daſs wir Störungen im Kreislauf wahrnehmen, ohne daſs Symptome einer gesteigerten Nerventhätigkeit vorhanden sind, ohne daſs eine besondere Anhäufung von Bildungsmaterial da ist, gerade so wie das Wachsthum normaler Theile im Fötus und im Erwachsnen vor sich geht. — In andern Fällen dagegen findet sich ein anhaltender kongestiver Proceſs, eine deutliche Ueberfüllung der Gefäſse, Irritation des Nervensystems, Ablagerung einer gröſsern Menge von Plasma, welche die Hypertrophie bedingen, kurz derjenige Zustand, welcher unmittelbar der Entzündung vorangeht.

Nach diesen Zuständen und Processen unterscheiden wir:

1) Hypertrophieen, die aus Entwicklungsanomalieen hervorgehn, kongenitale. Vergröſserungen einzelner Theile sind schon angeboren, entwickeln sich aber später noch weiter. Hierher gehört die abnorme Vergröſserung einer Extremität, diffuses Lipom, die Hypertrophie der Zunge. In ähnlicher Weise erkranken auch einzelne Gewebe, wie die Haut bei Ichthyosis, kongenital. Die partiellen Hypertrophieen der Haut, *naevi* bestehen in der gleichzeitigen Vermehrung sonst normaler Hautbestandtheile, der Epithelien, der Haare, des Pigmentes. Auch die Telangiectasieen sind in gewissem Sinne hierher zu rechnen, indem sie eigentlich Hypertrophieen darstellen, bei welchen besonders die Gefäſse excessiv entwickelt sind.

2) Hypertrophieen ohne wesentliche Kongestion oder Hyperämie als Vorläufer der Neubildung sind einfache Warzen, manche Formen von Exostosen, die sich übrigens auch hereditär an einzelnen Abschnitten der Knochen entwickeln können, Vergröſserungen der Brüste, der Clitoris, ferner die Hauptpolypen, die hahnenkammartigen Hautwucherungen an der *planta pedis*, endlich viele Schleimhautpolypen, die eigentlich nur Excrescenzen der Schleimhaut an einer gewissen Stelle bedeuten.

3) Zu den Hypertrophieen, welche unter den Erscheinungen der Hyperämie zur Ausbildung kommen, sind zunächst die Hypertrophieen der Muskeln zu rechnen, wie sie nach intensiven Bewegungen, wie sie am Herzen primitiv oder bei Klappenfehlern eintreten, in Folge mechanischer Hindernisse in muskulösen Kanälen, bei Entzündungen darüberliegender Schleimhäute. Es ist schwer, sie in allen Fällen von dem damit combinirten Processe abzutrennen, zu entscheiden, ob man es blos mit Hypertrophie, mit Entzündung oder mit dem Entwicklungsstadium einer andern Degeneration (Krebs) zu thun habe. Diese Unterscheidung ist besonders schwierig bei den Hypertrophieen der drüsigen Organe, der *mamma*, der *parotis*, der *sublingualis*, der Prostata, der Lymphdrüsen, der Leber und Milz.

Bei der *mamma* z. B. gehört in diese Kategorie die zuerst von Cooper beschriebene gelappte Geschwulst, die zunächst in einer Hypertrophie des interstitiellen Gewebes mit Erweiterung und Ausdehnung der Milchgänge besteht. Die neue Geschwulst enthält also nur die normalen Bestandtheile der Brustdrüse; bei anhaltender Kongestion aber und andern die Entwicklung begünstigenden Momenten kann die Geschwulst bis zu massenhafter Ausdehnnng, dem sogenannten *carcinoma phyllodes* anwachsen, welche neue Bindegewebselemente enthält und entwickelt. An dieser Grenze ist es nicht mehr möglich, zu bestimmen, ob die Geschwulst noch weiter homologe oder heterologe Elemente entwickeln wird. Die Hypertrophie bildet nämlich auch das erste Stadium, den Vorläufer carcinomatöser Bildungen; Carcinome sind gewöhnlich von hypertrophirten Organen umgeben. Anatomisch ist ein Unterschied nicht festzustellen, nur der Verlauf des Processes kann über seine eigentliche Natur entscheiden, und die Erfahrung, welche Processe an einzelnen Organen vorzugsweise auftreten. Bei der *prostata* z. B. können wir mit ziemlicher Bestimmtheit sagen, dafs ihre Hypertrophie nicht der Anfang eines Krebses sei, weil Carcinom hier gewöhnlich nicht beobachtet wird. Im

Allgemeinen ist man berechtigt, den Procefs als einfache Hypertrophie anzusehn, so lange nur die normalen Elemente sich in dem vergröfserten Organ vorfinden, so lange keine Adhärenz mit den benachbarten Organen da ist und Veränderungen in diesen eintreten.

Ein Beispiel einer solchen bietet die von R. gegebene genaue Beschreibung der Hypertrophie der Follikel auf der Magen- und Darmschleimhaut*) dar, die zuweilen einen bedeutenden Grad erreichen, in ihrem äufsern Habitus, in Konsistenz und Farbe den krebsigen Degenerationen, zumal dem Markschwamm sehr ähnlich sind und oft genug mit diesen verwechselt worden sein mögen, so dafs selbst Bruch in seiner Arbeit über Magenhypertrophie (Henle und Pfeuffer Bd. VIII. Heft. III. p. 288) niemals eine Vergröfserung des Drüsenapparates gesehen haben will. Es kann dies auch um so leichter geschehen, als die Follikularhypertrophie bisweilen mit Krebs in andern Organen kombinirt vorkommt. R. hat innerhalb vier Monaten drei Fälle der Art beobachtet; zweimal an der *pars pylorica*; sie ging von hier aus bei bedeutender Verdickung der ganzen Schleimhaut 1—2'' weit in den Magen hinauf, wo sie dann plötzlich mit einem scharf abgeschnittenen Rande, wie bei einer krebsigen Struktur endigte. Krebs in andern Organen war gleichzeitig vorhanden (in Leber, Niere, retroperitonäalen Lymphdrüsen, Bronchialdrüsen, etc.). Der dritte Fall hatte seinen Sitz in der *flex. sigmoidea coli*, eine ringförmige Striktur des Darms darstellend. Die Schleimhaut war in diesen Fällen bedeutend verdickt, bis zu 6''' in dem auf der Schleimhautoberfläche senkrechten Durchmesser. Der verdickte Theil ging nicht allmählich in die gesunde Schleimhaut über, sondern erhob sich plötzlich nach Art der Krebsgeschwülste über das Niveau der gesunden Schleimhaut und wurde von scharf abgeschnittenen, aufgeworfenen Rändern begrenzt. Die Oberfläche der entarteten Parthieen war von weifsgrauer Farbe und sammetähnlichem Aussehn; einmal durch eine kleine, flache

*) Cf. Charité-Annalen. Hft. 1. 1851.

Ulceration zerstört. Auf dem Durchschnitte zeigte die Schleimhaut eine weiſse, dem Hirnmark ähnliche Farbe. Der untere Rand des Durchschnitts erschien bald glatt und eben, bald höckrig und zackig, indem zapfenförmige Verlängerungen in die tiefer liegenden Gewebe hineinragten; an den durch ihre weiſse Farbe sich markirenden Fortsätzen konnte man bei der Dickdarmstriktur schon mit bloſsem Auge, in den andern Fällen mit der Loupe ihre Zusammensetzung aus parallel laufenden Schläuchen, den hypertrophirten Drüsenenden wahrnehmen. Die Konsistenz der Schleimhaut war weich, dem Markschwamm ähnlich; die obern Lagen im Allgemeinen konsistenter als die tiefern, in denen die Wucherung der Follikel am weitesten fortgeschritten war; in der untersten Schichte der verdickten Schleimhaut fand sich ein mit Eiter gefüllter Absceſs, wodurch ein Theil der Schleimhaut, wie auch in einem Falle Parthieen des submukösen Gewebes und der *muscularis* zerstört waren.

Beim Druck auf die Durchschnittsfläche entleerte sich eine weiſse, milchige oder mehr konsistente breiartige Flüssigkeit; aus den hypertrophischen Dickdarmfollikeln lieſs sich, wie bei ausgedehnten Talgdrüsen der Haut, der Inhalt in Form einer halbfesten, cylindrischen Masse herausnehmen. In der ausgedrückten Flüssigkeit finden sich bisweilen nur sehr groſse, regelmäſsig gestaltete Cylinderepithelien, wohl um das Zwei- oder Vierfache oder noch mehr gröſser, als die normalen, die bald isolirt, bald zu mehreren pallisadenartig aneinander gereiht, nicht selten auch zu hohlen, cylindrischen, öfters auch an einem Ende abgerundeten Schläuchen vereinigt erscheinen und dann gröſsere Fragmente des im Zusammenhange ausgepreſsten Inhaltes der hypertrophischen Follikel darstellen. Bisweilen hatten sie eine groſse Breite, so daſs sie mehr kubische oder polyëdrische Körper bildeten. Der Zellenkern war fast immer groſs, rund oder oval, gewöhnlich mit 1—3 sehr entwickelten Kernkörpern; er lag nicht, wie dies meist in den Epithelien der Follikel des Darms und besonders des Magens der Fall ist, dem untern aufsitzenden Ende der Zelle nahe, sondern gewöhnlich gerade in der Mitte derselben. Einzelne Epithelien hatten 2—3 Kerne. Der Zelleninhalt war fein granulirt und die Membran liefs sich durch Wasser leicht zerstören. Neben diesen regelmäfsigen Epithelien trifft man eine Reihe in rückgängiger Metamorphose begriffener Zellen mit unregelmäfsigen, höckrigen Contouren, solche, wo die auf der einen Seite des Kerns gelegene Hälfte noch eine cylindrische Form besitzt, während die andere schon eine unregelmäfsig gestaltete Masse granulöser Substanz darstellt, und solche, wo der selbst schon verschrumpfende Kern nur noch von einem Häufchen granulöser Substanz umgeben wird. Zuweilen sind diese Bildungen noch nach Art der Epithelien an einander gelagert. Neben diesen Formen sieht man endlich noch unregelmäfsig gestaltete homogene Schollen, als das letzte Stadium der regressiven Metamorphose, die durch Essigsäure etwas durchsichtiger werden, ohne dafs aber der Kern gesondert zur Anschauung kommt, und in kaustischen Alkalien stark aufquellen. Diese Schollen, gemischt mit den Uebergangsstufen zu unveränderten Cylinderepithelien, waren in so grofser Zahl mit einander vereinigt, dafs sie kleine, schon mit blofsem Auge wahrnehmbare, weifse, derbe Körnchen in der aus der Schleimhaut durch Druck entleerten Flüssigkeit bildeten.

Das Lagenverhältnifs dieser mikroskopischen Elemente zu einander, so wie zu den übrigen Geweben der Schleimhaut trat deutlich erst an feinen Abschnitten der durch Holzessig erhärteten Geschwulst hervor. Die hypertrophirten Follikel liegen in derselben Weise neben einander, wie es bei den Drüsen der normalen Schleimhaut der Fall ist, durch eine Lage von interstitiellem Gewebe getrennt. Besonders instruktiv sind Queerdurchschnitte der hypertrophirten Drüsen. Am Rande des rundlichen oder ovalen Queerdurchschnittes sieht man eine scharfe, dunkle, unmittelbar an das interstitielle Gewebe grenzende Linie, dem Durchschnitte der *tunica propria* entsprechend, die an ihrer innern Seite von dem regelmäfsig an einander gelagerten

Cylinderepithelium bekleidet wird, die indeſs den Follikel nicht vollständig ausfüllt, sondern nur einen concentrischen Ring bildet. Die Lage der cylindrischen Zellen ist meist einfach; bisweilen lag unter der oberflächlichen Schichte groſser und langer Cylinder noch eine zweite Reihe von kleinern und kürzern Zellen. Die Follikelhöhle selbst erschien bald leer, bald war sie von einer amorphen, fein granulirten Masse erfüllt, oft enthielt sie eine Menge jener unregelmäſsigen, cylindrischen oder schollenartigen Körper, die man also auch nach diesem Lagenverhältniſs als abgestoſsene, metamophorsirte Cylinderepithelien betrachten kann. Es entsprechen diese Bildungen ganz den homogenen, polyëdrischen Plättchen, welche in den von den Hauttalgdrüsen ausgehenden Atheromen vorkommen und gleichfalls nur abgestoſsene und geschrumpfte Plattenepithelien der Drüsenwand sind. Nur erhält sich hier bei der gröſsern Derbheit der Zellen noch eher die frühere Plattenform.

Bei Längsdurchschnitten kamen, nur natürlich in veränderter Form, dieselben Verhältnisse zu Anschauung. Einigemal war eine gabelförmige Theilung an den Follikeln zu sehen. An den Stellen, wo die Hypertrophie schon einen sehr hohen Grad erreicht hat, noch häufiger in der Umgegend der Abscesse, wo auch eine gröſsere Menge von Eiterkörpern in den Drüsenhöhlen vorhanden ist, sieht man mitunter kein regelmäſsig vereinigtes Epithelium, sondern die ganze Drüsenhöhle ist mit regellos durch einander gelagerten cylindrischen oder unregelmäſsig gestalteten Zellen erfüllt, wahrscheinlich in Folge von bedeutendern Unregelmäſsigkeiten in der Blutcirkulation und der dadurch bedingten Störung der gewöhnlichen Ernährungserscheinungen.

Der Durchmesser der Follikel war beträchtlich vergröſsert, so daſs man sie selbst in Gestalt länglicher $1/6$ Linie breiter, cylindrischer Säckchen leicht mit bloſsem Auge erkennen konnte. Am bedeutendsten war die Erweiterung im Dickdarm; sie betraf im Allgemeinen mehr den untern, dem submukösen Gewebe zugekehrten Abschnitt, wie den obern.

In einem Falle von Erkrankung des Magens und in einem Theile der Hypertrophie im *rectum* war die Menge des interstitiellen Gewebes aufserordentlich gering, so dafs sich die Follikelwände oft unmittelbar berührten; die etwa vorhandene Zwischensubstanz stimmte mit der der normalen Schleimhaut ganz überein. An den andern Theilen im *rectum* war das interstitielle Gewebe hypertrophirt, enhielt aber nur die gewöhnlichen histologischen Elemente, keine neuen Zellenformationen. In dem dritten Falle jedoch, bei der Striktur am Pylorustheil des Magens, fanden sich aufser den gewöhnlichen histologischen Elementen auch spindelförmtge Zellen, ähnlich wie die, welche man in jüngerm Bindegewebe findet. Mit den Krebsen in andern Organen stimmte diese Form nicht überein, die letztern enthielten sehr grofse, rundliche, ovale oder polyëdrische Zellen.

Die verdickte Schleimhaut liefs sich an den Rändern der Entartung fast immer etwa in einer Strecke von 1—2 Linien leicht von den tiefer liegenden Geweben trennen und war hier durch eine Schicht lockerer Bindesubstanz, durch das submuköse Bindegewebe mit der *muscularis* vereinigt. Weiter von der Peripherie fand sich eine festere Verwachsung aller Darmhäute unter einander.

Das submuköse Gewebe war nicht erheblich verdickt; wo eine innige Verwachsung der Häute eingetreten war, erschien dasselbe an vielen Orten als eine dünne, grauweifse Lamelle von dichtem, keine deutlichen Maschenräume enthaltendem Bindegewebe; in andern Fällen liefs es sich als eine gesonderte Membran nicht mehr unterscheiden.

Die Muskelhaut war an einzelnen Stellen der Erkrankung, namentlich am Magen bis zur Dicke von $2—2\frac{1}{2}'''$ hypertrophirt und besafs hier das bekannte, gefächerte Ansehn, indem dicke weifse, aus Bindegewebe und elastischen Fasern zusammengesetzte und netzförmig sich unter einander verbindende Lamellen die röthlichgraue Muskelsubstanz durchsetzten. An andern Stellen war die *muscularis* atrophirt. Das *peritonaeum* war nur an einzelnen Parthieen leicht verdickt.

Aufser diesen drei durch die bedeutende Follikularhypertrophie ausgezeichneten Fällen sah R. minder ausgebreitete Follikularhypertrophieen einige Male bei verschiedenen krankhaften Zuständen der Intestinalschleimhaut, einmal bei einer einfachen hypertrophischen Induration der Magenhäute am Pylorus, eine kleine, erbsengrofse, weiche Stelle von weifser Farbe und dem Ansehn eines kleinen Markschwammes, die nur aus sehr vergröfserten Magendrüschen bestand. Dann fand er hypertrophirte Drüsenfollikel bei Verdickungen der Intestinalschleimhaut in der Umgegend von Krebsgeschwülsten.

Das Verhältnifs der einzelnen veränderten Gewebstheile zu einander ist wohl nach der Schilderung der Veränderung im Einzelnen auch im Ganzen deutlich geworden. Dafs gerade in den tiefern Schleimhautlagen die Veränderung am bedeutendsten ist (zuweilen eitrige Infiltration und Abscefsbildung), wie auch an den untern Abschnitten der Follikel die Vergröfserung am beträchtlichsten ist, könnte zunächst von einer mit dem Eintritt der Hypertrophie erfolgenden Verstopfung der Mündungen und der obern Abschnitte der Drüse herrühren, doch ist dies Verhältnifs nicht hinreichend aufgeklärt, da sich an andern Drüsen (*mamma*) auch ohne Verstopfung der gröfsern Ausführungsgänge an den feinern Verzweigungen der Kanäle Zustände von Hypertrophie ausbilden.

Ob die Follikularhypertrophie schon zu den krebsigen Entartungen zu zählen oder ob wenigstens beide einander gleichzustellen seien, ist zur Zeit noch fraglich. Histologisch ist dies nicht der Fall, wenn wir den Begriff Krebs auf diejenigen Geschwülste beschränken, deren Entwicklung in der Weise geschieht, dafs an der Stelle des durch Resorption verschwindenden normalen Gewebes ein aus Gefäfsen, Fasergewebe und Zellen gemischtes pathologisches Gewebe sich weiter ausbildet; auch sehen wir, dafs, wie der Fall der Striktur im *rectum* zeigt, die Follikularhypertrophie ohne Krebs in andern Organen vorkommt und somit einen rein lokalen Procefs darstellt. Dagegen ist die Möglichkeit, dafs, wo einmal im Allgemeinen die

Anlage zu wuchernder Gewebsbildung gegeben ist, in dem einen Falle Krebs, in dem andern Hypertrophie sich entwickeln könne, nicht zu verneinen und für die Praxis insofern sehr wichtig, als z. B. die Exstirpation hypertrophischer Theile die nachfolgende Möglichkeit einer Krebsentwicklung nicht ausschliefst, wie dies R. auch einmal in einem Fall von *Cystosarcoma mammae* (s. später) beobachtet hat. —

Hypertrophie bleibt zuweilen auch als Residuum einer abgelaufenen Entzündung und ist dann mit den geringeren Graden der Kongestion in Verbindung zu bringen.

Atrophie.

Ebenso, wie man den Namen Hypertrophie zu allgemein gefafst hat, so ist auch der Name Atrophie zu freigebig, ohne Rücksicht auf die zu Grunde liegenden differenten Zustände, auf alle mit Volumsverminderung der Organe einhergehenden Veränderungen bezogen worden. Wir verstehen unter Atrophie denjenigen Zustand, bei welchem die Zahl der normalen histologischen Elemente wesentlich verringert wird, wodurch eine Volumsverminderung des ganzen Organs oder einzelner Theile desselben eintritt, die bei längerer Dauer zum vollständigen Schwund der Theile werden kann.

1) Die Verkleinerung erscheint zuerst als kongenitale, deren nähere Ursachen gewöhnlich sehr unklar sind. Einzelne Glieder erscheinen schon bei der Geburt sehr klein, und entwickeln sich auch später in demselben Verhältnifs, wie es einmal gegeben war, weiter; es findet eine verminderte Anbildung von Geweben statt, so dafs für das ganze Leben eine Verkleinerung zurückbleibt. So beobachten wir angeborne Atrophieen einer Niere, eines Hodens etc.

2) Die Atrophie, der Schwund der Organe ist ein Glied der natürlichen Entwicklung. Die Thymus, die Nebenniere bilden sich regelmäfsig zurück, im höhern Alter auch die meisten parenchymatösen Organe, die Hoden, der Uterus, die Ovarien, Milz, Leber, Nieren.

3) Die Atrophie ist der Ausgang eines andern Processes, der in dem Parenchym eines Organs verläuft und eine Verkleinerung des ganzen Theils mit sich bringt, weil damit eine Elimination bestimmter Elemente verbunden ist. Hierher gehört die Atrophie durch chronische Entzündung, Atrophie in der Bright'schen Krankheit, Lebercirrhose etc. Gewöhnlich gehen bei diesen Zuständen der eigentlichen Verminderung im Volumen der Organe noch Veränderungen der Gewebe voran, die fettige Degeneration derselben, welche die Resorption wesentlich erleichtert.

4) Atrophie entsteht sekundär, indem eine andere Erkrankung und Veränderung des Organs Aufhebung seiner Funktion bewirkt; es sind dies die Atrophieen am Stamm und den Extremitäten bei Paralysen, vorzugsweise der motorischen Nerven, wie sie nach Apoplexieen, nach rheumatischen Lähmungen, in Folge von Krankheiten der Gelenke eintreten, wenn dadurch der Gebrauch einer Extremität unmöglich gemacht ist. — Sie entsteht endlich durch Druck, welcher theils die zuführenden Gefäſse allein trifft und so die Nahrungszufuhr abschneidet, theils das ganze Organ komprimirt; Geschwülste, besonders Aneurysmen bringen oft ganz Theile zur Resorption.

VII. Ueber Cystenbildung.

In der bisherigen Lehre von den Cysten wird gewöhnlich der Zustand der Hohlräume mit dem der Cyste zusammengefafst. Die Cystenbildung hat fast in jedem Organ, in jeder neugebildeten Geschwulst eine differente Genesis und bedarf deshalb eigentlich für jedes Organ ein detaillirtes Specialstudium.

Unter Cyste verstehen wir einen geschlossenen Sack, der eine gesonderte von der Umgebung sich unterscheidende und trennbare Haut und einen besondern Inhalt besitzt, während wir unter Hohlräumen abnorme Lücken verstehen, denen eine besondere Membran fehlt, die auch unter Umständen nicht völlig geschlossene Säcke bilden, sondern mit normalen oder abnormen Gängen und Höhlungen eines Organs in Verbindung stehen. Die Entozoen mit dem von ihnen producirten cystenähnlichen Sacke sind bei dieser Betrachtung vollständig auszuschliefsen.

Bei den Hohlraumbildungen, die sich aus geschlossenen oder communicirenden Hohlräumen entwickeln, treten uns zunächst die Vergröfserungen der Schleimbeutel entgegen, die man bekanntlich als unvollständige seröse Säcke betrachtet. Durch Exsudation vermehrt sich der Inhalt der Schleimbeutel, die Membran verdickt sich und stellt einen Sack mit mehr oder weniger vollständigem Epithelium dar. Der erst dünnflüssige Inhalt wird zäh, albuminös oder kolloïd, und es können sich in ihm Konkretionen bilden. Als Beispiel solcher Bildungen in vollständigen serösen Säcken kann die ***Hydrocele funiculi spermatici congenita*** dienen, und Abschliefsungen eines Raums des Bauchfells, der Pleura. Der Inhalt macht ähnliche Metamorphosen durch, wie in einem Schleimbeutel.

Die Schleimhautkanäle, wie die Tuben, der Uterus, die Gallenblase, können sich ebenfalls durch Obturation oder völlige Verschliefsung zu einer, oder, wenn mehrere Strikturen vorhanden sind, zu mehreren Cysten umbilden. Häufig sind diese Cysten mit dem normalen Sekrete, mit Schleim erfüllt, oft auch, nachdem die frühern Elemente zerfallen sind, mit seröser Flüssigkeit, der mehr oder weniger noch Epithelien beigemischt sind. Die Sackmembran wird hier von der frühern Schleimhaut gebildet. Wenn Apoplexieen in die Höhlung erfolgen, die nicht selten vorkommen, so erhält der Inhalt dadurch öfter ein chocoladefarbnes Ansehn. Eine weitere Entwicklung dieser Zustände findet nicht Statt.

Die Dilatationen der Drüsenkanäle, welche die Grundlage der in ihnen auftretenden Cystenbildungen abgeben, erscheinen bald als Hohlräume, die mit einander und den normalen Höhlungen der Drüsen communiciren, sich nach Aufsen öffnen, bald als vollkommen geschlossene Säcke. Die bekanntesten Vorgänge der Art finden an den Hautdrüsen, besonders Talgdrüsen, Statt. Durch Verstopfung oder völlige Verschliefsung wird das Sekret am Austreten gehindert und die Drüse so in einen geschlossenen Sack umgewandelt, indem sich das flüssige Sekret und die von den Wandungen des Drüsenbalges fortwährend abgesonderten Zellen anhäufen und die Drüse ausdehnen. Späterhin hört die Production der der Drüse angehörigen Zellen auf; es bildet sich an den Wandungen neues Epithelium, in dem flüssigen Sekret entwickelt sich Cholestearin, und das Ganze stellt endlich eine weifse oder gelbe aus platten Zellen und Cholestearintafeln zusammengesetzte Masse dar, das Cholesteatom. Bei Verschrumpfung der Zellen kann der Procefs rückgängig werden und Konkretionen entstehen. In ähnlicher Weise kann sich in der Brustdrüse, im Hoden, ein Cystosarcom entstanden durch Ausdehnung der Milchgänge etc. durch Bildung von Cholestearin weiter ausbilden oder auch eine Anhäufung von kolloider Substanz entwickeln. Ebenso werden die Schleimhautdrüsen durch Verschliefsung bald zu cholostearinhaltigen oder kolloidhaltigen Cysten. Dieselben Vorgänge endlich kommen vor in der *parotis*, in der *sublingualis*, im Pankreas, in der Prostata.

Eine andere Reihe von Cysten entwickelt sich in Geweben, die eigentlich keine Höhlung enthalten, wie im Bindegewebe, oder wenn sie in höhlenhaltigen Gebilden vorkommen, so erscheinen sie doch unabhängig von den vorhandenen Hohlräumen.

Es entstehen Hohlraumbildungen (Cysten) durch Vergröfserung normaler Maschenräume oder durch Auseinanderweichen fasriger Elemente eines normalen oder pathologischen Gewebes. Die abgetheilten Räume füllen sich mit einem Inhalt, der flüssig, albuminös oder kolloidartig ist. Eine besondre Membran fehlt hier, ebenso ein deutliches Epithelium. Hierher gehören seröse Räume im Bindegewebe, in manchen Geschwülsten fibröser Natur; in den Blättern seröser Häute, wie im Netz; ferner die Höhlenbildung in den Zotten des Chorions, die Hydatidenmole, Hohlraumbildungen in fungösen Excrescenzen. Hierher gehören ferner die Hohlräume und Cystenbildungen in Folge von Zerstörung eines Parenchymabschnittes durch Entzündung oder Apoplexie.

Auf dieselbe Art entstehen manche Formen von Fettcysten. Durch das Zerfallen des interstitiellen Bindegewebes entsteht eine Lücke, die sich bei weiterm Zerfallen der Gewebe mit flüssigem Fette füllt, häufig Margarinkrystalle enthält und von einfachem Fettgewebe umgeben ist.

Wenn durch Apoplexie oder Entzündung ein Theil des Parenchyms zerstört ist, so können die in diesem Heerde (Abscefs oder apoplektischer Heerd) enthalnen Produkte resorbirt werden, die in der Umgegend eintretende Bindegewebsentwicklung bildet eine Wandung, auf der sich selbst Epithelien entwickeln können und so bleiben als Residuen Cysten, die mehr oder weniger mit flüssigem Inhalte gefüllt sind und im weitern Verlaufe alle möglichen sekundären Bildungen auf ihrer Wandung produciren können.

Die Frage, ob es überhaupt selbstständige Cysten giebt, Bildungen mit einer selbstständigen Wand, einem sie bekleidenden Epithelium und einem eigenen Inhalt, die unabhängig von Hohlräumen sich entwickeln, ist häufig vornweg verneinend beantwortet worden und doch tritt uns eine Reihe von Cysten entgegen, die in gar keiner Verbindung mit Hohlräumen stehen. Die Genese vieler dieser Bildungen ist uns freilich unklar.

Die einfachste Form, die wahrscheinlich auch die primitive ist, stellt eine Cystenwand dar, die von einem Stratum Bindegewebe gebildet wird, eine Art von *tunica propria* gleich der *tunica propria* der Drüsenbläschen; der innern Fläche dieser Wand liegt ein Epithelium an, und sie enthält einen strukturlosen Inhalt in Form einer mehr oder weniger konsistenten Flüssigkeit. Nach Rokitansky soll sich ein Kern mit einer Umlagerungsschichte umgeben, in dem dann durch endogene Kernbildung ein Epithelium entstände. Diese Anschauungsweise ist jedoch bis jetzt noch nicht bewiesen und stimmt mit den embryonalen Verhältnissen, soweit wir dieselben in der Drüsenentwicklung kennen, durchaus nicht überein. Wir müssen überhaupt, so weit die Sachen bis jetzt gediehen sind, diesen Punct noch auf sich beruhen lassen.

Die weitere Entwicklung dieser Cyste, ihre möglichen progressiven Metamorphosen stellen sich auf folgende Art dar:

a) Die Cyste vergröſsart sich so, daſs alle Gebilde derselben in einem gleichmäſsigen Verhältnisse zunehmen. Die Wandung dehnt sich aus, vergröſsert sich, das Epithelium nimmt durch Zwischenbildung neuer Zellen an Dicke seiner Lage zu. Ebenso vermehrt sich der Inhalt, bleibt bald albuminös, bald wird er jedoch kolloid. So verhalten sich die Cysten des Ovariums, der Niere, das Struma etc. Diese Art der Vergröſserung geht indeſs nur bis zu einem gewissen Grade, wenn dieser erreicht ist, so treten in einzelnen Theilen der Cyste oder in der ganzen regressive Metamorphosen ein.

b) Ein anderer Typus der Umwandlung ist durch Produktionen von der Innenwand der Cyste aus gegeben. Es findet sich zunächst eine reichliche Produktion eines sich desquammirenden Epitheliums, die zu Cholesteatombildung führen kann. Es erzeugen sich zahlreiche Zellen, die sich von der Wand abstossen, im Innern ansammeln, deren Kerne zusammenschrumpfen, sich zu Schollen umwandeln oder mehr oder weniger die Fettmetamorphose eingehen. Die sich gleichzeitig absondernde Flüssigkeit enthält sehr bald Fettmoleküle und Cholestearintafeln; sie enthält diese Bestandtheile bald suspendirt, bald ist sie von dicklicherer Konsistenz und stellt eine Art von Brei dar oder enthält einzelne Klumpen. Bei geringerer Menge von Flüssigkeit kommt ein Inhalt zu Stande, den man Cholesteatom genannt hat. Die Zellen kleben hier, wie sie in einzelnen Lagen abgestoſsen werden, unter einander und mit den Cholestearinkrystallen zusammen, es entsteht so ein dicker, in einzelnen Fällen fast knorpelähnlicher Inhalt von weiſser oder weiſsgelber Farbe, der sich blättern läſst.

In diesen Säcken, am wahrscheinlichsten als Bildungen der Wandungen aufzufassen, finden sich eine Reihe von der Haut angehörigen Elementen; hornartige Körper, Haare ganz nach dem Typus der gewöhnlichen Haare mit Wurzeln etc., die sich schnell abstoſsen und im Innern eines solchen Sackes oft immense Konkretionen bilden. Auch Schweiſsdrüsen sind beobachtet worden, dann Knochen und Zahnbildung, Knochen mit der gewöhnlichen Struktur mit Periost und Substanz und die Zähne ebenfalls ganz normal gebildet. Neben diesen Produktionen wird gewöhnlich noch eine Menge Fett abgesondert in einzelnen Klumpen oder fein zertheilt durch die ganze Flüssigkeit.

Die regressiven Metamorphosen, welche an einer Cyste eintreten, können zunächst darin bestehen, daſs das die

Wandung bekleidende Epithelium sich fettig metamorphosirt, zerfällt und nicht mehr vollständig regenerirt wird. Der Sack enthält dann eine glatte, nicht mehr bekleidete Wand, während in der Flüssigkeit, welche die Höhle des Sackes erfüllt, sich zerfallene Zellenelemente vorfinden. Das Wachsthum der Cyste selbst kann dabei sowohl in einzelnen Theilen, wie im Ganzen noch weiter fortschreiten.

Durch Zerreifsung einzelner Gefäfse in den Wandungen treten Apoplexieen in den Sack ein, wobei gleichfalls ein Theil des Epitheliums abgestofsen wird. In der Wandung selbst entwickelt sich eine Fettmetamorphose und nachfolgende Verkalkung; ebenso kann der Inhalt vollständig zerfallen, die zelligen Elemente werden zu einem *detritus*, imprägniren sich mit Kalksalzen und das Ganze stellt dann eine steinige Konkretion dar.

Die zusammengestzten Cystenbildungen entstehen zunächst durch Wucherungen und Cystenentwicklung auf der Wandung schon bestehender Cysten.

Ein weiteres Entstehungsmoment ist der Druck, den benachbarte Cysten auf einander ausüben; die aneinandergelagerten Wandungen können dadurch resorbirt werden, und durch Konfluenz der einfachen Cysten entsteht eine gemeinschaftliche Höhle, in welche die zum Theil noch stehen gebliebenen Wandungen leistenförmig hineinragen. Die grofsen, mehrkammrigen Cysten entstehen fast immer auf diese Weise.

Es kann eine Cyste vorwiegend wachsen, sich so vergröfsern, dafs dadurch die übrigen mehr und mehr komprimirt und verdrängt werden. Eine andere, durch Druck entstehende Form ist endlich die, dafs nach Resorption der Cystenwände, nur die Epithelien zurückbleiben, die sich dann weiter metamorphosiren, fettig entarten etc.

VIII. Ueber Geschwülste.

Unter Geschwülsten verstehen wir diejenigen Zustände, welche in einer Vergröfserung der Organe durch Neubildung und eingelagerte Substanz, unabhängig von Entzündung, ihren Grund haben. Die Grenze von den Hypertrophieen ist nirgends ganz streng festzuhalten und durchzuführen.

Man hat die Geschwülste im Allgemeinen in gutartige und bösartige abgetheilt, eine Unterscheidung, die wenig anatomischen Werth, aber ein grofses Interesse für die Praxis hat. Dafs man die ersteren als blofs lokale Leiden, die andern als konstitutionelle Zustände auffassen will, ist nicht haltbar. Gutartige Geschwülste können aus konstitutionellen Ursachen hervorgehen, umgekehrt kann Krebs unter Umständen ein rein lokales Uebel sein.

Wichtiger für die Feststellung der Unterscheidung sind diejenigen Momente, welche sich auf das örtliche Entstehen und das Verhalten der Geschwülste zum Gesammtorganismus beziehen. Die gutartigen Geschwülste, die gewöhnlich als accidentelle Einlagerungen zu betrachten sind und von einem Gewebe, von einem bestimmten Organtheil ausgehn, überschreiten bei ihrer Vergröfserung die Gewebe, die ihr ursprünglicher Sitz sind, gewöhnlich nicht. Bei einer Vergröfserung der *prostata* z. B. verhärtet nicht gleichzeitig das umgebende Fettgewebe, die Blasenwandung, bei einem Fibroïd bleibt der benachbarte Muskel frei. Bei einer sich im Innern eines Gewebes entwickelnden gutartigen Geschwulst werden die einzelnen Elemente desselben auseinandergedrängt, es kann atrophiren, wird aber nicht in die Geschwulst mit hineingezogen, sondern läfst sich noch genau von ihr abgrenzen. Bei stärkerm Wachsthum der Geschwulst kann sie allerdings durch Druck reizen, eine Entzündung hervorrufen, deren weitere Ausgänge das umliegende Gewebe verändern, brandig absterben lassen; das entzündliche Exsudat kann sich in dem Gewebe anhäufen, eine Art von schwammartigem Gewächs in demselben entstehen, aber die tiefern nicht von Entzündung befallenen Theile lassen sich dann immer wieder von der Geschwulst trennen. — Gutartige Geschwülste wachsen im Allgemeinen langsam und schmerzlos. Wenn sie exstirpirt werden, so kehren sie an der Stelle, an welcher sie exstirpirt worden sind, sobald die Exstirpation eine vollständige gewesen ist, nicht wieder; sie können dann an andern Organen wieder auftreten, aber im Allgemeinen überschreiten sie nicht gewisse Gewebe, die ihr Mutterboden sind, und niemals kehrt, wie beim Krebs, eine Geschwulst in allen Organen wieder.

Die bösartigen (Krebs) erscheinen niemals als vollständig von gesunder Umgebung umgebne und von dieser trennbare Geschwülste, immer ist das benachbarte Gewebe mehr oder weniger mit afficirt und wenigstens stark hypertrophisch. Entwickeln sie sich weiter, so ziehen sie die benachbarten Theile, indem sie deren Struktur vernichten, in die Entartung hinein. Besonders geht die Erkrankung in der Richtung der Lymphgefäfse weiter, die Drüsen und Gefäfse werden von Krebsmasse angefüllt. Man sieht zuweilen Fälle, wo fast kein innres Organ von diesen Geschwülsten verschont geblieben ist. Die Exstirpation bleibt natürlich in solchen Fällen erfolglos.

Zu den gutartigen Geschwülsten gehört das Lipom, die Telangiektasie, das Fibroid und die Bindegewebsgeschwülste, das Sarkom und Enchondrom; zu den bösartigen die verschiedenen Formen der Carcinome.

A. Gutartige Geschwülste.

Das Lipom.

Unter Lipomen verstehen wir Geschwülste, welche in ihrem Bau völlig mit dem gewöhnlichen Fettgewebe, wie es im *panniculus adiposus* vorkommt, übereinstimmen. Das Lipom besteht aus einem mehr oder weniger festen Gerüst eines gefäfs- und nervenreichen Bindegewebes, in dessen Maschen ausgebildete Fettzellen eingelagert sind. Fettzellen, Bindegewebe mit beigemischten elastischen Fasern, Gefäfsen und Nerven sind die histologischen Elemente, welche die Geschwulst zusammensetzen. Diese Elemente können durch ihre verschiedene Entwicklung und Zusammensetzung mannigfache Modifikationen in dem äufsern Ansehn der Geschwulst hervorbringen, und es ist namentlich die Menge und die Konfiguration des Bindegewebes, welche verschiedene Konsistenzgrade der Geschwulst verursacht. Es ist in demselben Verhältnisse da, wie beim gewöhnlichen Fettgewebe und der Duchschnitt zeigt ganz das Ansehn dieses Gewebes (*L. simplex*) oder seine Menge ist vermehrt; dann erscheint die Geschwulst härter, man sieht ein reichliches Balkengerüst weisser, fasriger Massen, das sich besonders auf der Oberfläche verdichten und dadurch das Ansehn einer Umhüllung hervorbringen kann, welche die Geschwulst sonst nicht hat (*L. mixtum*). Auch der Gefäfsreichthum des Lipoms kann mannigfach variiren, beim Durchschneiden können zuweilen erhebliche Blutungen entstehen.

Die Form der Geschwulst ist eine sehr mannigfaltige. Bald ist sie diffus (*Naevus lipomatodes*), bald mehr circumscript. Sie kann auf ihrer Oberfläche lappig sein, selbst baumförmige Verzweigungen bilden (*l. arborescens*), mit breiter Basis aufsitzen oder gestielt erscheinen etc. Alle diese Formvarietäten bedingen aber keine wesentliche Unterscheidung.

In Bezug auf ihr Vorkommen findet man Fettgeschwülste, die grofsentheils nur als eine partielle Hypertrophie des Fettgewebes selbst zu betrachten sind, am häufigsten an Orten, wo schon Fett abgelagert ist, im *panniculus adiposus* der Haut. Doch können Lipome auch ohne Zusammenhang mit bestehenden fetthaltigen Geweben entstehen, in älterem oder neugebildetem Bindegewebe, in Adhäsionen der Lungenpleura, endlich auf Schleimhäuten, in Polypen, auf serösen Häuten und können sich dann später noch mit schon bestehendem Fettgewebe in Verbindung setzen.

Lipome zeigen vollständig die Charaktere gutartiger Tumoren. Sie verändern das umliegende Gewebe nur durch Druck, recidiviren, wenn sie vollständig exstirpirt sind, niemals an der Ursprungsstelle, kommen aber bei fettleibigen, gut lebenden Individuen häufig an andern Stellen vor. Niemals sieht man jedoch dabei die innern Organe, die Lymphdrüsen infiltrirt. Sie können bei grofser Massenzunahme die Haut entzünden, Verjauchungen hervorbringen und fungöse Excrescenzen produciren; auch in ihnen selbst treten zuweilen Entzündungen ein, Apoplexieen, Cystenbildung.

Die Telangiektasie.

Unter Telangiektasieen versteht man Geschwülste, die ihrer Hauptmasse nach aus Blutgefäfsen bestehen. Daneben findet sich noch mehr oder weniger Bindegewebe, sowie andre Elemente desjenigen Gewebes, in welchem sie sich gerade entwickelt haben. — Wenn sie einen mehr arteriellen Charakter haben, so erscheinen sie lebhaft roth und pulsiren; sind die Venen vorwiegend dabei betheiligt, so bilden sie dunklere, bläuliche, nicht pulsirende Geschwülste, in denen sich öfter einzelne Venen zu gröfsern Sinus ausdehnen, die man dann durch Kompression, ähnlich wie bei der Varikocele verschwinden machen kann. In andern Fällen sind die kleinern Arterien und Venen ziemlich gleichmäfsig daran betheiligt.

Die Telangiektasieen treten als diffuse auf, wie in den *naevis*. Hier sind es indefs nur die obern Schichten der *cutis*, die eine vorwaltend venöse Gefäfsentwicklung zeigen; sie erheben sich nicht über die Hautoberfläche und verdienen streng genommen nicht den Namen einer eigentlichen Geschwulst. Sie treten aber auch als umschriebene Geschwülste auf, springen kuglig oder in Form himbeerartig gelappter Massen über die Hautoberfläche hervor, oder zeigen sich als circumscripte Einlagerungen in die Gewebe, wie in der Leber. Eine besondere Hülle haben sie nicht.

Die Hauptorte für das Vorkommen der Telangiektasie sind die Haut und von den innern Organen die Leber; an andern Theilen sind sie aufserordentlich selten. R. hat sie nie an andern Orten beobachtet. In der Haut kommen sie gewöhnlich als angeborne Erkrankungen vor, oder entwickeln sich bald nach der Geburt, so dafs das Kindesalter die eigentlich disponirende Zeit für sie zu sein scheint. In der Leber finden sie sich auch bei Erwachsnen, scheinen also hier auch später entstehen zu können.

Die weitere Entwicklung der Telangiektasieen geht zum Theil sehr langsam vorwärts; indem sie langsam wachsen, geben sie selbst bei langem Bestehen zu keiner Störung Anlass, wie besonders die flachen Telangiektasieen in der Leber. Andre dagegen wachsen sehr rasch, atrophiren, wenn primitiv auch nur die äufsre Haut angegriffen war, andre weiche Gewebe und verursachen eine tief eindringende Geschwulst. Weiterhin können sie, wenn die überziehende Haut verdünnt ist, aufbrechen und bedeutende Blutungen erzeugen. Nach dem Aufbruch tritt bisweilen Eiterung ein, durch welche sie zerstört werden; ein bedeutender Substanzverlust ist aber dann die Folge. Manchmal entsteht bei der Eiterung aus ihnen ein schwammartiges, blutendes Gewächs, das man indefs nicht mit Carcinom verwechseln darf. Es ist im Allgemeinen besser, diese Geschwülste zu exstirpiren, namentlich wenn sie an Stellen sich entwickelt haben, wo spätere Substanzverluste so unangenehm sind, wie am Augenlide, an der Lippe. Telangiektasieen werden aber auch, worauf Ph. v. Walther zuerst aufmerksam gemacht hat, der Ausgangspunkt von Krebsen, eine Erscheinung, die bei

Fibroid, bei Lipom nicht vorkommt. Dafs örtliche Reizungen diese Entwicklung befördern, unter Umständen auch hervorrufen können, ist im Allgemeinen nicht zu bestreiten, da wir nicht wissen, ob Carcinom unter Umständen nicht ein primär örtliches Leiden sein könne; für die Praxis aber ist jedenfalls die Regel daraus zu entnehmen, bei alten Leuten Telangiektasieen, die sich schnell vergröfsern, nicht erst lange mit Aetzmitteln zu behandeln, sondern sie möglichst vollständig mit dem Messer zu exstirpiren.

Das Fibroid und die Bindegewebsgeschwülste.

Die hierher gehörigen Geschwülste zeigen zunächst die allgemeinen Verhältnisse der gutartigen Tumoren. Ihrer Hauptmasse nach bestehen sie aus mehr oder weniger gefäfsreichem Bindegewebe, bald entwickelt, bald in frühern Formen auftretend; doch sind die ersten Elemente des Bindegewebes immer mit spätern gemischt und lassen sich an keiner Stelle gesondert auffinden. Das fertige Bindegewebe erscheint bisweilen vollkommen von dem Charakter des subkutanen, leicht spaltbaren Bindegewebes; es zerfällt dann beim Zerfasern in die bekannten, geschwungnen aus einer Zahl parallel laufender Fibrillen zusammengesetzten Bündel. Indefs ist dies Vorkommen im Ganzen doch der seltnere Fall. Gewöhnlich erscheinen in den Geschwülsten schon mit blofsem Auge deutliche Faserzüge. Das Mikroskop zeigt eine der Richtung dieser Züge entsprechende Faserung; sie besteht aus aneinanderklebenden, schwer von einander trennbaren Fasern, die nur am Rande deutlich werden, wie diefs in ähnlicher Weise beim embryonalen Bindegewebe der Fall ist. Zugleich findet man dann sehr zahlreiche, dicht aneinandergedrängte kleine, runde oder ovale Kerne. In noch andern Fällen erscheint die Masse fast ohne Faserung, amorph, aber kernhaltig.

Der eigentliche Repräsentant dieser Klasse der Geschwülste ist das Fibroid. Es erscheint in den verschiedenartigsten

Gröfsen, von der Gröfse eines Stecknadelkopfes bis zu der eines Mannskopfes, bald als rundliche Masse, bald deutlich gelappt und erscheint in dem letztern Falle auf dem Durchschnitte, wie aus einer Zahl kleinerer Geschwülste zusammengesetzt. Mit den angrenzenden Geweben hängt das Fibroid gewöhnlich nur durch eine leichte Schichte von jungem, weichem Bindegewebe zusammen. Das Fibroid zeigt eine grofse Festigkeit, von der Härte eines Knorpels oder einer Sehne; auf dem Durchschnitt knirscht es unter dem Messer. Man sieht auf dem Durchschnitte zunächst Faserzüge, die Sehnenfasern gleichend, sich in verschiedenen Richtungen durchkreuzen; zwischen ihnen öfter mehr graue, grauröthliche Parthieen, die jüngere Formationen darstellen. Wenn gröfsere Abschnitte in dieser Weise grauröthlich gefärbt erscheinen, so ist ein hyperämischer Zustand, der an einzelnen Stellen der Geschwulst eintreten kann, die Ursache. Beim Druck auf die Schnittfläche entleert sich Nichts, als Blut und Serum, und beim Abschaben erhält man nur einzelne Zellfasern und Zellen.

In dem feinern Bau besteht das Fibroid der Hauptmasse nach aus dem bereits geschilderten Fasergewebe; aber wie wir schon gesehen haben, findet man selten das aus geschwungenen Fibrillen bestehende leicht spaltbare Bindegewebe, gewöhnlich enthält das Fibroid Formen, die einer weniger vollkommnen Entwicklungsstufe entsprechen. Es ist sehr schwer zu zerfasern und aufser sehr wenigen feinen Fibrillen erhält man immer mehr gröfsere, in einer bestimmten Richtung undeutlich gefaserte Bänder oder eine im Ganzen mehr verworrene Masse, wie es das schwer spaltbare Bindegewebe in den Drüsen etc. zeigt. Zwischen dieser Masse sieht man auf dem Durchschnitt rundliche und geschwänzte Zellen liegen; auch in dem Zerfaserungsprodukt erhält man einzelne Zellen, aber nur von untergeordneter Bedeutung. Kernfasern und elastisches Gewebe sind nicht beigemischt. Gefäfse sind in verschiedner Menge vorhanden und deutlich erkennbar.

Das Fibroid, wie man es bisweilen im *uterus* verfolgen

kann, beginnt als ein kleines Knötchen und vergröfsert sich theils durch Wachsthum der normal angelegten Elemente, theils durch Neubildung von Zellen und deren weitere Metamorphosen. Im Allgemeinen ist ihr Wachsthum sehr langsam, sie können Jahrelang bestehen, ohne die Gröfse einer Erbse zu überschreiten. Manche Formen, die schneller wachsen, z. B. die vom Periost ausgehenden Fibroide, drängen die umliegenden Theile vor sich her, erregen durch Druck Entzündung, verursachen Verjauchung etc., während die langsam wachsenden selten oder fast nie Entzündung der angrenzenden Theile hervorrufen.

Zuweilen tritt auch ein spontaner Stillstand in der Entwicklung des Fibroids ein, bald an einzelnen Theilen der Geschwulst, bald über die ganze verbreitet, und es bildet sich dann ein Zustand heraus, der einer vollständigen Rückbildung und Atrophie gleichzustellen ist, die Verkalkung des Fibroids. Es ist diefs namentlich bei den Fibroiden des Uterus ein nicht seltner Vorgang. Das Gewebe wird hierbei zuerst etwas gelblich, zum Theil etwas bröcklich, es lagern sich Kalkmoleküle ab, bis sich unter gleichzeitiger Resorption der organischen Masse der Theil in ein Konkrement umwandelt. Die Gefäfse ziehen sich zusammen und obliteriren schliefslich. Der in ein Kalkkonkrement verwandelte Theil ist natürlich ein der weitern Entwicklung vollständig unfähiges Gebilde.

Zuweilen findet sich auch an einzelnen Parthieen Fettmetamorphose, die in der gewöhnlichen Weise eintritt; das Gewebe erscheint hier weich; es bilden sich leicht Apoplexieen und als späterer Ausgang kann dann noch Verkalkung folgen.

Eine andre Erscheinung, die zuweilen zur Beobachtung kommt, ist die Bildung von Hohlraumcysten, namentlich bei grofsen Geschwülsten, in denen sie ebenfalls einen beträchtlichen Raum einnehmen können, die anfangs meist nur Serum enthalten, später durch beigemischtes Blut mit erfüllt werden. Eine eigentliche Entzündung als der Grund dieser Formationen fehlt gewöhnlich. Zuweilen scheinen spontan entstehende

Blutextravasationen der Grund der Höhlenbildung zu sein, welche die den Extravasaten gewöhnliche Metamorphose durchmachen, vollständig resorbirt werden können und nur eine mit Pigment gefüllte Höhle zurücklassen. Hyperämieen mit blofser seröser Infiltration sind beim Fibroid nicht beobachtet, dagegen Entzündungen mit ihren Ausgängen nicht selten.

Wichtig und vielfach bei der Diagnose verkannt, ist die Kombination oder richtiger vielmehr der Uebergang des Fibroids in sarkomatöse Entartung, die sich, wenn man erst einmal darauf aufmerksam geworden ist, ziemlich oft wiedererkennen läfst. Es scheint, dafs einzelne Organe diese Uebergangsformen vorwaltend in sich entwickeln. R. beobachtete gerade bei Uterusfibroiden mehrere derartige Fälle:

Zwischen den übrigen fibroiden Massen fanden sich hier Stellen, die sich durch lebhaftere Röthung und durch ihre weiche, oft gallertige Konsistenz auszeichneten. Bei der Behandlung mit Wasser zerfiel diese Masse in eine Menge sehr langgezogener, spindelförmiger Zellen, viel breiter als das Bindegewebe, die trotz ihrer Gröfse noch in keine Verbindung mit einander getreten waren. Solche Formen finden sich auch in gutartigen Sarkomen, zumal wenn diese, wie es häufig vorkommt, diese gallertartige Konsistenz zeigen. Es gehören diese Bildungen entschieden nicht in den Typus des Bindegewebes und es wird auch niemals aus ihnen Bindegewebe, sondern die Geschwulst kann durch Bildung anderer Zellen eine Zeit lang fortwachsen, wobei die Ernährung in den schon gebildeten sich längere Zeit ungestört erhält, wie ja auch in normalen Geweben zellenhaltige Parthieen oft lange unverändert bleiben können. Das weitere Schicksal dieser Zellen ist Rückbildung und Zerfallen. Vorwaltend begegnet man diesen Formationen bei sehr grofsen Fibroiden; es ist hier wahrscheinlich, dafs bei enormer Zunahme einer Geschwulst die später gebildeten Zellen nicht mehr die Fähigkeit haben, sich zu bleibendem Gewebe umzuwandeln, sondern dafs aus dem abgesonderten Cytoblastem eben nur Zellen werden. Für diese Ansicht des spätern Auftretens sarkomähnlicher Formen in ursprünglich fibroiden Bildungen glaubt R. aus Geschwülsten, die er im Gehirn und an fibrösen Häuten gesehen hat, den Beweis herleiten zu können und namentlich war ihm in der letzten Zeit noch ein in der Langenbeck'schen Klinik beobachteter Fall dafür maafsgebend, wo sich mehrere Geschwülste als Fibroide entwickelt hatten, die letzte aber entschieden den sarkomatösen Charakter zeigte. Die letztern Formen geben leicht zu Erweichung und Apoplexieen Veranlassung.

Andre Kombinationen des Fibroids mit Enchondrom und Lipom sind nicht bekannt; ebenso ist die Entwicklung von Krebs in und mit dem Fibroid nicht beobachtet worden.

Man rechnet zu den Bindegewebsgeschwülsten gewöhnlich noch die Polypen, die Hautpolypen, manche *naevi* und fungöse Wucherungen, wie sie aus den Wunden sehniger Theile hervorwachsen.

Mit Recht gehört indefs hierher nur der fibröse Polyp, der eben nur eine Ausstülpung der Schleimhaut hervorbringt, wie im Uterus. Die andern Formen der Schleimhautpolypen sind nur insofern als Bindegewebsgeschwülste zu betrachten, als die Schleimhaut eine Bindegewebsausbreitung darstellt. Die Polypen sind bald nur ödematöse Anschwellungen einzelner Schleimhautfalten in Folge chronischer Entzündung, so manche Nasenpolypen, oder es sind partielle Hypertrophieen der Schleimhaut. Blasenpolypen nennt man solche, welche Cystenräume enthalten; sie entstehen zuweilen aus ausgedehnten Follikeln. — Die wuchernden Granulationen, die sich auf Sehnenscheiden nach Verletzungen bilden und im Ohr als rothe gestielte Körper vorkommen, bestehen zwar aus altem und jungem Bindegewebe, sind aber streng genommen doch nicht zu den eigentlichen Fibroiden zu ziehen; sie sind weiter Nichts, als Granulationen, die nur bei ihrer weitern Entwicklung dichter und derber geworden sind.

Das Sarkom.

Unter diesem Namen fasst man häufig eine Reihe von Geschwülsten zusammen, welche im Allgemeinen die Konsistenz und die Farbe des Muskelfleisches zeigen. Die wirklichen Sarkome sind gutartige Geschwülste; sie vergröſsern sich nur durch Verdrängung der benachbarten Gewebe und breiten sich nicht in der Richtung der Lymphgefäſse aus; je nachdem sie nur partielle Wucherungen eines bestimmten Organtheils oder eines Gewebes sind, unterscheidet man sie als cirkumscripte oder diffuse.

Sie enthalten auſser Gefäſsen bald mehr, bald weniger, oft nur in sehr geringer Menge Bindegewebe, das gewissermassen eine Art von Gerüst darstellt; die Hauptmasse der Geschwulst indeſs bilden Zellen von sehr verschiedner Form, entweder rundlich, häufiger jedoch verlängert, geschwänzt, bald kleine, kurze, breite, spindelförmige Stränge, bald sehr lange Faserzüge bildend. Diese Zellen haften zuweilen so fest an einander, daſs man sie erst präpariren muſs, oft jedoch sind sie auch so lose an einander gelagert, daſs die Masse bei oberflächlicher Präparation auseinander fällt.

Bisweilen finden sich in diesen Tumoren endogene Zellenbildungen, wodurch die groſsen, sogenannten Muttercysten zu Stande kommen, die zwischen den übrigen Massen zerstreut vorkommen. — Die Geschwulst wächst durch Vermehrung der Zellen, die sich kürzere oder längere Zeit in diesem Stadium erhalten können. Man hat vielfach gemeint, diese Zellen wären blos eine Uebergangsform zu Fasern, es wären junge Fasern, junges Bindegewebe. Doch ist diese Auffassung als ungenau zu bezeichnen; sie zeigen durchaus nicht den Typus von Zellgewebsbildungen; es sind eben nur Zellenbildungen, wie sie im *corpus luteum* und in andern normalen Elementen, selbst unter Epithelien vorkommen, die nicht zu Fasern werden, sondern auf dieser Stufe verharren. Auch die organischen Muskelfasern sind gleichfalls solche faserzellige Bildungen. Der Streit über ihre schliefsliche Bedeutung ist eigentlich nutzlos. Mag man sie als auf einer Entwicklungsstufe stehen gebliebne, aber dann entartete Zellen betrachten, so viel ist sicher, dafs sie nicht zu Bindegewebe werden, sondern in diesem Zustande noch eine Zeit lang weiter ernährt werden, persistiren und schliefslich absterben und zerfallen.

Im Ganzen betrachtet, erscheint die Form der Geschwülste bald mehr als eine rundlich zusammenhängende Masse, bald erscheinen sie auch gelappt. Die Farbe ist weifslich oder weifsröthlich bis zur Farbe des Muskelfleisches. Ihre Konsistenz variirt in den verschiedensten Härtegraden; sie sind fest oder weich, leicht zerdrückbar; es kommt vor, dafs die Zellen selbst in einer Flüssigkeit liegen, so dafs sie sich als ein Saft ausdrücken lassen. Ein derartiges Stück sah R. von einer Geschwulst, die J. Müller für ein gutartiges Sarkom erklärt hatte. Diese Varietäten machen die Diagnose dieser Geschwülste namentlich in Rücksicht auf den Krebs äufserst schwierig. Die mikroskopische Untersuchung ist oft nicht das Entscheidende, sondern nur der Verlauf und das Verhalten zur Umgebung; die Diagnose ist um so schwieriger, je jünger und je kleiner die Geschwülste sind, denn auch bei kleinen Krebsen ist oft die Entartung in der Umgegend äufserst beschränkt.

Das Wachsthum der Sarkome ist im Allgemeinen langsamer als das der Krebse, wenn die Vergröfserung aber auch in einzelnen Fällen rascher vor sich geht, so verändert doch die Geschwulst selbst bei bedeutender Massenzunahme ihren ursprünglichen Charakter nicht. Man findet immer die vorhin beschriebenen Elemente wieder. Bisweilen tritt eine selbständige Pigmentbildung ein, die man nicht mit den aus Apoplexieen zurückbleibenden Pigmentirungen, welche ebenfalls vorkommen können, verwechseln darf. Es ist diefs ein Unterscheidungsmerkmal vom Fibroid, wo die Pigmentbildung immer der Apoplexie ihren Ursprung verdankt.

In anderen Fällen tritt hier und da in den Zellen ein Rückbildungsprocefs und Fettmetamorphose ein, so dafs man dann Körnchenzellen von verschiedenen Formen vorfindet. Zuweilen findet sich nur ein Detritus. Dafs in einzelnen Fällen auch Apoplexie eintreten kann, versteht sich von selbst.

Bei längerem Bestehen können Sarkome, die sich im Innern der Organe entwickelt haben, auch die Oberfläche erreichen, und in Form eines Schwammes emporwuchern.

Die wirklichen gutartigen Sarkome sind selten, wenn man alle die Formen, welche eigentlich den Fibroiden angehören, diejenigen, welche Krebse sind, erst davon abziehen gelernt hat. In letzterer Beziehung war man, wie schon oben angedeutet, namentlich nach Lebert's Vorgange geneigt, alle Geschwülste, die derb, fest waren, aus kleinen Zellen und Fasern bestanden und keinen Milchsaft ausdrücken liefsen, für Sarkome zu erklären, da man die mikroskopischen Merkmale für die einzig und allein entscheidenden hielt, und als man in manchen Fällen darauf geführt wurde, dafs auch den Krebsen der Milchsaft fehlen könne, dafs auch sie dieselben mikroskopischen Elemente darbieten könnten, wurde, um nur das histologische Princip als das für die Eintheilung maafsgebende zu retten, angenommen, es gäbe Sarkome, welche recidiviren, welche secundäre Ablagerungen in andern Organen machen könnten etc., kurz Sarkome, welche die Charaktere bösartiger Geschwülste darböten. Diese verwirrende Auffassung wird nur durch eine Reihe von Detailuntersuchungen über die Entwicklung von Sarkomen in und im Verhältnifs zu einzelnen Organen und Geweben zu sichten sein; allgemein genommen ist eine scharfe Unterscheidung der hierher gezogenen Formen bis jetzt nicht möglich.

Sarkomatomatöse Erkrankungen ganzer Organtheile schliefsen sich in ihrer Bildung zunächst den Hypertrophieen an. Am bekanntesten ist diese Form als *Cystosarcoma mammae.* Dasselbe gehört aber, streng genommen, eigentlich nicht zu den Sarkomen, sondern zeigt, wie wir sogleich sehen werden, eine andere Entwicklung und andere Formverhältnisse.

Es kommen einfache Sarkome mit Cystenbildungen vor. Zu ihrer Entstehung kann Druck, apoplektische Extravasate, die dann resorbirt werden etc. die Veranlassung geben; doch können sie sich auch selbständig entwickeln. Eine Entstehung einer Cystenformation in einem Sarkom beobachtete R. an einem Sarkom an der Schädeldecke. Gröfsere und kleinere Agglomerate von Zellen lagen dicht an einander gedrängt in Bindegewebsmaschen und umgaben sich dann mit einer festern Hülle; bei andern Zellenagglomeraten schien in der Mitte eine Lücke zu entstehen, die sich allmählich vergröfserte und den Cystenraum darstellte, an dessen Peripherie sich Epithelialzellen bildeten.

Ueber das sogenannte

Cystosarkoma *mammae proliferum*

hatte R. Gelegenheit durch Präparate aus der Langenbeckschen Klinik Beobachtungen anzustellen.

Diese Geschwülste charakterisiren sich durch das Vorhandensein von Cysten, deren Wandungen an einzelnen Stellen mit gestielten und büschelförmig vereinten Hervorragungen besetzt erscheinen. R. fand, dafs die Bestandtheile jener Geschwülste und namentlich die so eigenthümlich gestalteten Cystenformationen derselben nicht, wie gewöhnlich angenommen wird, völlig neugebildete Einlagerungen in das Gewebe jenes Organs darstellen, sondern nur durch eine pathologische Processe bedingte Umwandlung der normalen histologischen Elemente der Brustdrüse, vorzüglich der Milchkanäle und des interstitiellen Bindegewebes sind. Es läfst sich nämlich vom Cystosarkom aus durch zahlreiche Mittelformen ein ganz allmähliger Uebergang zu der einfachen Hypertrophie der Brustdrüse verfolgen, so dafs man die einfache Hypertrophie der Brustdrüse als den Anfangspunkt einer pathologischen Strukturveränderung betrachten mufs, während das Cystosarkom als die höchste Entwicklungsstufe dieses Processes erscheint.

Die detaillirte Untersuchung eines Präparates*) gab folgende Resultate:

Die exstirpirte Brustdrüse stellte eine Geschwulst von Kinderkopfgröſse dar, war im Allgemeinen derb und fest, nirgends aber sehr hart anzufühlen, ja an einzelnen Stellen sogar wie fluctuirend. Die Brustwarze war nicht verändert, die Haut gespannt, aber ohne variköse Venen und sonstiges krankhaftes Aussehen, nirgends indurirt oder verfärbt und mit den darunter liegenden Geweben verwachsen. Nach Ablösung des etwas dünnen und atrophischen *Panniculus adiposus* zeigte die Geschwulst eine unebne, hökrige Oberfläche und erschien äuſserlich aus einer groſsen Menge kleiner rundlicher unregelmäſsig gestalteter Abtheilungen zusammengesetzt, die von der Gröſse einer kleinen Nuſs bis zu der eines groſsen Apfels hin variirten und durch eine mehr oder weniger dicke umhüllende Schichte getrennt waren. Noch deutlicher wurde dies bei einem Durchschnitte, welcher ebenfalls einzelne Abschnitte deutlich erkennen lieſs.

Die Untersuchung der einzelnen die Geschwulst zusammensetzenden Elemente ergab folgendes:

1) Zunächst fanden sich und zwar hauptsächlich zunächst an der Peripherie einzelne mandel- bis wallnuſsgroſse rundliche Massen, welche äuſserlich von einer ziemlich festen, fibrösen, weiſslichen Hülle umschlossen, im Innern weicher und von grauröthlicher Farbe waren. Auf dem Durchschnitte zeigten dieselben ganz das Ansehen des Brustdrüsengewebes einer während der Lactation entwickelten *mamma*; sie lieſsen sich in eine Masse gröſserer oder kleinerer dicht aneinander gedrängter Läppchen von gelbröthlicher Farbe zerlegen. Gleichzeitig bemerkte man eine Anzahl gröſserer oder kleinerer spaltähnlicher Oeffnungen bald halbmondförmig bald an den Enden sich ver-

*) Die Schilderung der andern Präparate hat sich nicht gefunden, obwohl R. Gelegenheit hatte, mehrere derartige Geschwülste zu untersuchen.

zweigend und feinere Gänge seitlich abschickend; aus ihnen liefs sich eine seröse zum Theil leicht weifslich gefärbte Flüssigkeit, wie in den früheren Stadien der Schwangerschaft, ausdrücken.

Die mikroskopische Untersuchung zeigte, dafs diese Stellen Hypertrophieen der Brustdrüse seien und zwar in der Weise, dafs das interstitielle Gewebe sich durch Neubildung vermehrt und die Drüsengänge an Umfang zugenommen und sich erweitert hatten. Es war schwer bei der grofsen Weichheit und Elastizität dieser Gewebe im frischen Zustande feine Durchschnitte zu machen, sehr klar stellten sich jedoch alle Verhältnisse an Stücken der Geschwulst heraus, die in Holzessig erhärtet waren. Schon nach einigen Tagen war das Gewebe so fest, dafs man wenigstens gröbere und für schwache Vergröfserungen hinreichend durchsichtige Schnitte erlangen konnte. Nach 3 Wochen war das Gewebe so fest geworden, dafs man mit grofser Leichtigkeit sehr feine auch für starke Vergröfserungen hinreichend durchsichtige Schnitte erlangte.

R. machte überhaupt auf diese Methode, welche zuerst besonders von Purkinje angewendet worden ist, für die Untersuchung von Geschwülsten aufmerksam; er verdankt dieser Untersuchung allein seine Kenntnifs über die Beschaffenheit dieser Geschwulstform. — Man legt am zweckmäfsigsten kleine Stücke von der Gröfse eines halben bis ganzen Quadratzolles ein; die Präparate werden, nachdem der Stoff einige Zeit eingewirkt hat, schwarzbraun, die Durchschnitte zeigen eine bräunliche oder bräunlichgelbe Farbe, sind indefs hinreichend durchsichtig. Die aus Fasern, Bindegewebe oder überhaupt aus dicht aneinander liegenden Elementen gebildeten Theile des Parenchyms erscheinen ziemlich gleichmäfsig gelb gefärbt, gröfsere Kanäle, Gefäfse, Drüsen, die Drüsengänge besitzen, erhalten, indem die Flüssigkeit durch Kapillarität einsaugt, eine dunklere, bräunliche und selbst schwärzliche Färbung, wodurch sich diese Gebilde schärfer markiren, wobei sie indefs auch etwas durchsichtiger werden. Ein Zusatz von Essigsäure macht die Schnitte heller und man kann jetzt die einzelnen histologischen Elemente sehr deutlich erkennen; nur das Bindegewebe büſst seine fasrige Struktur etwas ein. Ist die Essigsäure nicht zu concentrirt, so erhalten sich die Zellenmembranen und auch die Kerne treten deutlich hervor, ebenso sind die Kapillargefäſse deutlich wahrnehmbar. Sollten die peripherischen Schichten eines Theils zu dunkel und zu sehr imbibirt sein, so muſs man die Schnitte mehr aus der Mitte nehmen, wo die Färbung der Präparate immer weniger intensiv ist. Es ist im Allgemeinen zweckmäſsig, die Untersuchung bald nach dem Einlegen zu beginnen, weil dann die einzelnen histologischen Elemente noch weniger verändert sind und man bei allmähliger Untersuchung leicht ihre fortschreitende Veränderung constatiren kann. — Auch zur Untersuchung von Spirituspräparaten, die gut verschlossen aufbewahrt waren, leistet der Holzessig noch Dienste.

Zum genaueren Verständniſs der pathologischen Zustände der Brustdrüse erscheint es nothwendig, auf ihre Struktur im gesunden Zustande etwas näher einzugehen.

Das wesentlichste Element derselben sind die Drüsengänge, die Milchgänge und deren weitere Verzweigungen. Die Hauptstämme derselben, welche 12—15 an der Zahl an der *Areola* sich nach auſsen öffnen, erweitern sich hinter derselben und bilden die sogenannten *Cisternae lactis*, verengen sich dann wieder und gehen stark divergirend zu den verschiedenen Hauptlappen der Drüsen auseinander. Sie verzweigen sich in ihrer Richtung gegen die Peripherie baumförmig, indem ein Gang sich in 2 und mehrere Aeste spaltet, welche sich wieder mit zahlreichen und dicht aneinander entspringenden Verzweigungen in ein Büschel von Endbläschen auflösen; dieses bildet mit den letzten Theilungen eines Ganges zusammen ein kleinstes Drüsenläppchen, den sogenannten *acinus*. Oft geht von einem gröſseren Aste an einer Stelle ein einfaches Endbläschen aus, das ihm seitlich aufsitzt, oder ein sehr kurzes nur in wenige Endknoten sich auflösendes Aestchen. Am deutlichsten sieht man diese Vertheilung an den Gängen der Brustdrüse von nicht Schwangeren uud an manchen pathologischen Präparaten, während bei Schwangeren sich in Folge der vielfach deckenden Verzweigungen die einzelnen gröfseren Aeste nur sehr schwer verfolgen lassen.

Die Drüsengänge bestehen überall und die feineren Verzweigungen wohl allein aus einer vollkommen strukturlosen homogenen *Tunica propria*, unlöslich in Essigsäure, löslich in kaustischen Alkalien; sie ist äufserlich von Gefäfsen umsponnen und innen mit einem Pflaster-Epithelium bekleidet, das sich auch in den Endbläschen vorfindet. Das Epithelium besteht aus kleinen Zellen von 0,002 — 0,005‴ Durchmesser mit eng anliegenden Kernen und einer in Essigsäure löslichen Membran und Inhalt. Die Kerne variiren von 0,002 — 0,004‴. Diese Gröfsenverhältnisse des Epitheliums bleiben im Verlauf der Gänge so ziemlich gleich. In den nach der zuvor genannten Methode gemachten Schnitten erscheinen die Zellen gefärbt und machen so den Verlauf des Ganges leicht kenntlich. Nach der Brustwarze zu umlagert sich die strukturlose Membran mit Schichten innig adhärirenden Bindegewebes und einzelnen organischen Muskelfasern.

Während der Lactation erreicht die Brustdrüse ihre weiteste Entwicklung, während der Schwangerschaft nimmt die Zahl der Läppchen und in denselben die Zahl der Endbläschen zu, die dicht aneinander gedrängt erscheinen. Bei nicht Schwangeren sind die Endbläschen kleiner, sie vergröfsern sich durch mehrere Geburten. Wenn die Brüste von Mehr-gebärenden fester erscheinen, so rührt dies von der Entwicklung fester Bindegewebsmassen her.

An den hypertrophischen Stücken der Brustdrüse sah man an feinen Schnitten zahlreiche Stellen, in welchen die einzelnen Läppchen vollkommen deutlich sich darstellten. Man sah Räume von Bindegewebe, in welchen die feineren Verzweigungen eines Ganges und aneinander gelagerte Endbläschen lagen; die Endbläschen waren entschieden gröfser als im normalen Zustande und wohl um das 3—4fache gröfser als die Drüsenbläschen bei Schwangeren. Die in die Läppchen eintretenden Aeste waren deutlich erweitert; ebenso erschienen die Zellen vergröfsert, so dafs sie eine dicke, aber meist nur eine Lage bildende breite Epithelialschicht darstellten; ihr Kern grofs, oft mit einem Kernkörperchen versehen, die Membran weit von ihm entfernt und der Inhalt im Allgemeinen sehr durchsichtig und hell. Man konnte dies schon an den feinsten Objekten wahrnehmen und zwar an Fragmenten, die sich beim Ausdrücken gröfserer Drüsengänge herausstreichen liefsen, dabei lagen die einzelnen Endbläschen und Verzweigungen des Drüsenganges weiter von einander entfernt als im Normalzustande und durch gröfsere Räume von Bindegewebe getrennt. Es hatte sich offenbar der Drüsenschlauch verlängert. Das Volumen eines mit wenigen Endbläschen versehenen Läppchens ist daher bei diesen Verhältnissen im Ganzen gröfser, als bei der Brustdrüse einer Schwangeren, während gleichwohl bei dieser die Zahl der Endbläschen gröfser ist. Ebenso wie das Bindegewebe zwischen den Endbläschen zugenommen hat, wird auch die das Läppchen umhüllende Bindegewebsschicht vermehrt. Gleichzeitig findet man jetzt, während sonst in der Brustdrüse nur gewöhnlich spaltbares Bindegewebe vorhanden ist, Faserzellen und alle Elemente eines jungen in der Entwicklung begriffenen neugebildeten Bindegewebes, das ziemlich gefäfsreich ist. Die spaltähnlichen Oeffnungen rührten von dilatirten Drüsengängen her. Die weifsliche ausgedrückte Flüssigkeit bestand aus Serum, Milchkügelchen mit einzelnen Colostrumkörpern und fettig degenerirten Epithelien. — Nach diesen Resultaten erscheint also der Prozefs begründet in Vermehrung der Drüsengänge und Endbläschen, Ausdehnung und Verlängerung des Drüsenganges, Zunahme des Volumens mit Vermehrung der Epithelien, also im Allgemeinen Dilatation der Kanäle in allen Theilen neben Hypertrophie und Neubildung von Bindegewebe. Durch die jedenfalls viel geringere Menge der Endbläschen bei grosser Ausdehnung der Kanäle und die verhältnifsmäfsig viel gröfsere Zunahme von Bindegewebe unterscheidet sich dieser Zustand von der Drüse während der Lactation.

Zustände von gewöhnlicher Hypertrophie der Brustdrüse zeigen indeſs ganz dieselben Verhältnisse.

2) Neben den bisher geschilderten Knoten findet man Abschnitte, die ein etwas anderes mikroskopisches Verhalten zeigen, die zuweilen zwar dieselbe äuſsere Beschaffenheit darbieten, öfters aber durch gröſsere Weichheit des Gewebes, durch stärkere Zerklüftung und stärkere seröse Infiltration schon äuſserlich unterschieden sind. Neben den bisher beschriebenen Formen sieht man baumartige Verzweigungen eines Ausführungsganges nach Art der Läppchen dicht beisammen liegend; die gröſseren Gänge und Zweige sind hier auffallend weit und die Gränzen zwischen ihnen und den Endbläschen sehr verwischt. Man sieht besonders an den schon äuſserlich mehr zerklüfteten Stellen beim Durchschnitt weitere sich verzweigende Gänge, deren Ausläufer in ein weiteres kolbenförmiges Ende übergehen; die Enden und Spalten gehen geradezu in mehrere der Endbläschen über oder verengern sich zu einem Stiel, auf welchem mehrere Endbläschen sich befinden. Die einzelnen, einem solchen System angehörigen Endgänge liegen verhältniſsmäſsig weit von einander entfernt, werden aber durch Faserzüge deutlich zu einem gemeinschaftlichen Ganzen vereinigt. Alle diese Gänge sind mit Epithelium bekleidet, zwischen ihnen liegt Bindegewebe, in welchem die Zahl der jungen Kerne und Faserzellen noch gröſser ist als bei den oben beschriebenen Parthieen.

Der Entwicklungsgang dieses Zustandes scheint folgender zu sein:

Indem sich ein Läppchen in seinem Umfange vergröſsert, die Ausführungsgänge ausdehnen, rücken sie weiter auseinander unter gleichzeitiger Entwicklung von neuem interstitiellem Gewebe. Die sich weiter ausdehnenden Gänge werden durch die Entfernung ihrer Wandungen zu breiten spaltenartigen Kanälen, die Endbläschen, die sich ebenfalls ausdehnen, communiciren anfangs mit weiter Oeffnung mit dem spaltartigen Gange, bis sie endlich selbst in einen spaltartigen Gang umgewandelt sind, der dann wie ein Ast von dem andern abgeht. So bekommen wir nun anstatt eines Läppchens, das aus dicht aneinander gedrängten rundlichen mit Endbläschen versehenen Gängen besteht, eine Zahl von glatten fast gar nicht mehr angeschwollenen Kanälen, und auf dem Durchschnitte erscheint die Drüse mit einer Reihe von Spalten durchsetzt, die sich nach Art eines Hirschgeweih's verzweigen. Je mehr der Procefs sich ausbildet, desto mehr verwischt sich auch die umhüllende Bindegewebeschichte in ihrer Faserung; anstatt der Drüsenläppchen haben wir ein verzweigtes Kanalsystem, bei dem auch im weiteren Wachsthum die kleinen Verzweigungen und Endspalten mehr und mehr verschwinden können. Es kommt ferner vor, dafs durch Resorption zwei solche Systeme mit einander in Verbindung treten. Macht man Querdurchschnitte durch dergleichen Brustdrüsen, so sieht man, wie an einzelnen Stellen die einem gröfseren Drüsenlappen angehörigen Gänge bereits sehr nahe aneinander liegen und sich fast berühren, endlich aber unmittelbar zusammengerathen. Hierdurch ist der Uebergang zu der folgenden Form gegeben, welche in die eigentliche Cyste mit proliferirenden Wandungen übergeht.

3) Indem nämlich eine gröfsere Zahl der zu einem Drüsenlappen gehörigen Gänge, die äufserlich durch eine feste Kapsel zu einem Ganzen vereinigt sind, in der genannten Weise zusammenfliefsen, entsteht eine zerklüftete Masse. Trennt man zunächst die durch feste Kapseln eingeschlossenen Abtheilungen, und untersucht sie dann genauer, so kommt man auf einen Gang, der mit benachbarten communicirt, und gelangt immer weiter in eine grofse Zahl anastomosirender Gänge hinein, deren Zwischensubstanz am meisten gegen die Peripherie hin verdünnt ist; die Gänge sind überall mit einem Epithelium bekleidet, das ganz dem der Drüsengänge gleicht; auf Durchschnitten sieht man, wie das Epithelium sich unmittelbar wieder in feine Gänge fortsetzt; an einzelnen Stellen sieht man die gröfseren Gänge in deutliche Endbläschen übergehen, so dafs an ihrer Natur als erweiterte Drüsenkanäle kein Zweifel übrig

bleiben kann. Es finden sich Lappen, die bereits völlig bis auf einzelne Gänge abgelöst sind und nur eine zerklüftete Wucherung darstellen, und so entsteht endlich beim weiteren Fortschreiten des Prozesses die folgende Form:

4) zerklüftete, traubenförmige Büschel, die von einer enganliegenden Kapsel umschlossen werden. Die mikroskopische Untersuchung einer solchen Kapsel zeigt an der Wandung derselben einen Ueberzug von Epithelium, das sich durch die ganze im Innern enthaltene Masse hindurchzieht und mit den in derselben enthaltenen Gängen in Verbindung steht. Die Masse im Innern der Kapsel besteht aus denselben Elementen, die wir zuvor geschildert haben; sie ist bald mehr solide, bald mehr zerklüftet und in Blätter abzulösen. Es hängt dies davon ab, ob die Erweiterung der Gänge mehr oder weniger überhand genommen hat. Sobald diese recht ausgedehnt sind, werden diese Massen selbst nur mit dünner Substanzbrücke mit dem Boden zusammenhängen, sie gewähren dann zuweilen das Bild von Beeren, die in eine Höhle hineinragen. Auf diese Weise kommt eine vollständige Cystenformation zu Stande. Auch auf dieser Entwicklungsstufe kann die Geschwulst fortwachsen, die Höhle sich erweitern und durch Bildung von Bindegewebe die Dichtigkeit und der Umfang der Wandung zunehmen.

Diefs sind die Hauptstufen der Entwicklung des sogenannten *cystosarcoma mammae proliferum*, das also aus einer hypertrophischen Entwicklung der normalen Drüsenelemente hervorgeht und als keine neue Geschwulst zu betrachten ist, auch im Allgemeinen die Charaktere einer gutartigen Geschwulst darbietet. Nur in einem Falle von *cystosarcoma* hat R. das Auftreten von Krebs in andern Organen nach der Exstirpation desselben beobachtet.

Das Enchondrom.

Das Enchondrom ist eine gutartige Geschwulst und besteht seiner Hauptmasse nach aus Knorpel. Es bildet gewöhnlich feste, harte, nicht lappige, auf der Oberfläche bisweilen etwas höckerige Geschwülste, umschlossen von einer Bindegewebshülle, die bald nach Art eines Perichondriums unmittelbar über die Geschwulst hinläuft, bald zahlreiche Fortsätze und Ausläufer nach innen schickt, die sich mit einander verbinden und so eine Art von Maschenwerk darstellen, welches die Knorpelmasse umschliefst. Auf dem Durchschnitt erscheint in Folge dieser Anordnung das Enchondrom bald homogen, bald maschig, zellig, aus weifsen, sehnigen Schichten und aus mehr weifsgrauen Knorpelschichten zusammengesetzt. Die weifsen Schichten sind eben Bindegewebe (schwer spaltbar), die mehr grauen Knorpelsubstanz, welche alle Erscheinungen und Formverschiedenheiten darbietet, die der Knorpel überhaupt zeigen kann. Man findet sowohl den grauen, wie den fasrigen Knorpel, zuweilen auch einen ganz weichen, bald, wie in embryonaler Entwicklung aus dicht aneinander gelagerten Zellen bestehend, bald mit Beimischung einer gallertigen Zwischensubstanz.

Nicht selten tritt in den Enchondromen Ossifikation ein, welche mit der normalen Knochenbildung vollständig übereinstimmt; bisweilen verknöchert nur die Umhüllung und die in's Innre gehenden Scheiden, oft genug aber auch die ganze Geschwulst. — Am häufigsten bilden sich Enchondrome an Knochen, zumal an kleineren Röhrenknochen der Hand und des Fusses; so können z. B. alle Fingerphalangen in Enchondrome umgewandelt sein; hier entwickelt es sich bald im Innern in der spongiösen Substanz und dehnt dann bei seiner Vergröfserung den Knochen blasenartig aus, bald entsteht es äufserlich am Knochen und ist dann vom Periost überzogen. Dann beobachtet man sie, aber seltner, an der *parotis*, im Hoden, der *mamma*; sie kommen in den Lungen, frei im Bindegewebe, und in Muskelscheiden vor. Ihre Entwicklung ist langsam und schmerzlos. Beim Aufbrechen der Geschwulst, das zuweilen eintritt, erfolgt oft Nekrose des Knochens. Meist erfolgt Heilung nach der Exstirpation der vorhandenen Geschwülste, doch scheint bei manchen Individuen das ganze Knochensystem Neigung zu

Enchondrombildung zu haben; sie entstehen bisweilen gleichzeitig an mehreren Stellen, an Händen und Füssen. Wenn man auch in solchen Fällen eine allgemeinere Ursache für die Geschwulstbildung anzunehmen berechtigt ist, so darf man sie deshalb doch noch nicht zu bösartigen Formen zählen. Sie können sehr lange Zeit bestehen, man hat Fälle, wo sie 30 Jahre lang bestanden haben, ohne dafs Allgemeinerscheinungen danach entstanden, ohne dafs die umliegenden Gewebe hineingezogen wurden. Wenn die Enchondrome bei bedeutender Gröfse theils schwammige Granulationen entwickeln, theils den Knochen in bedeutendem Umfange nekrotisiren und dadurch bisweilen den Tod herbeiführen, so sind diefs immer nur Folgeerscheinungen. — Beim Kochen giebt die Geschwulst *chondrin*, nur einmal hat J. Müller *colla* darin gefunden.

B. Die bösartigen Geschwülste.

Die Carcinome (Krebsgeschwülste).

Die Krebsgeschwülste zeigen in in ihrem ersten Auftreten, wie in ihrem Bau eine sehr bedeutende Mannigfaltigkeit, so dafs sich eigentlich nur schwierig eine allgemeine Darstellung ihres Verhaltens entwerfen läfst. Es ist für gewisse Formen von Geschwülsten bei dem jetzigen Stande unserer Kenntnisse bisweilen unmöglich, eine bestimmte Diagnose zu stellen, nur die exquisiten Krebsformen lassen sich entschieden abtrennen.

Wie wir schon oben bei der Schilderung der Charaktere der bösartigen Geschwülste im Allgemeinen angegeben haben, charakterisiren zwei wesentliche Eigenschaften den Krebs; 1) das Verwachsen desselben mit der Umgebung und das Hineinziehen derselben in die Entartung; er bildet meist eine nicht runde, nicht ausschälbare Geschwulst und 2) die Neigung zu recidiviren und die Tendenz zu gleichartigen Ablagerungen in verschiedenen anderen Organen. Dabei sehen wir, dafs die verschiedenen Formen einander ersetzen können oder mit einander kombinirt vorkommen.

Die Konfiguration des Krebses ist äufserst verschieden. In den ersten Stadien kann er als Knötchen, zottenartige Wucherung, Infiltration oder Hypertrophie eines Gewebes auftreten, weiter entwickelt erscheint er als Infiltration, oder als runde Geschwulst, die mit vielen von ihr ausgehenden Strahlen in das umgebende Gewebe übergeht, oder er ist gelappt, zottig, in andern Fällen nur eine einfache Anschwellung eines Organs, wie im Knochen. Seine Konsistenz variirt von der der Hirnsubstanz bis zu der des Enchondroms. Seine Farbe ist weifs, grauweifs, oder blutroth (*fungus haematodes*) oder durch Pigment schwarz gefärbt (*f. melanodes*).

Nach diesen Verschiedenheiten hat man eine Reihe von Formen angenommen. R. betrachtete ebenso wie Virchow die Eintheilung von J. Müller als die Hauptgrundlage seiner Studien.

1) *Carcinoma simplex*, die gewöhnlich als *scirrhus* und als *carcinoma fibrosum* bezeichnete Geschwulst, eine gewöhnliche Form der krebsigen Entartung der Brustdrüse, äufserlich als eine unregelmäfsig begrenzte, unebne, meist nicht gelappte, gewöhnlich mit der Haut fest verwachsene sehr harte Geschwulst erscheinend. Auf dem Durchschnitt ist der Skirrh gleichfalls hart, oft knorpelartig und zeigt eine graue Grundmasse. Die Geschwulst besteht aus einer faserigen und körnigen, grauen Substanz. Die erstere erkennt man selten schon auf dem Durchschnitte, gewöhnlich erst, nachdem die graue Masse durch Schaben oder durch Maceration entfernt ist. Sie erscheint dann als ein sehr unregelmäfsiges Maschengewebe, aus festen Fasernbündeln zusammengesetzt. In den Maschen dieses Stroma und ohne damit verwachsen zu sein, liegt dann die graue Masse, aus lose zusammenhaftenden und daher leicht trennbaren Bildungskugeln von der Gröfse der Zellen zusammengesetzt. Die Pünktchen und blassen Bläschen, welche Müller darin fand, betrachtet er nicht als Kerne, sondern nach

Analogie des Alveolarkrebses als junge endogene Zellen. Nicht constant sind weifsliche Bänder, welche sich zuweilen an Carcinomen drüsiger Theile vorfinden. An den weifsen Fäden, wie sie in Carcinomen der Brustdrüse vorkommen, läfst sich eine Oeffnung erkennen und ein farbloser, weifslicher oder gelblicher Inhalt ausdrücken, so dafs diese Bildungen von einer Verdickung der Milchkanäle oder Lymphgefäfse herzurühren scheinen. — Endlich finden sich in jedem Scirrhus zahlreiche Fetttröpfchen. Der Scirrhus kommt häufig in der *mamma* vor, bildet aber hier nicht die alleinige Krebsform, häufig trifft man ihn aufserdem im Magen, Uterus und Haut.

2) *Carcinoma reticulare.* Es erreicht leichter ein gröfseres Volumen als das simplex und zeigt eine Tendenz zur Lappenbildung; seine Consistenz ist bald die des Scirrhus, bald weicher, dem Markschwamm sich nähernd. In seiner feineren Struktur besteht es zunächst gleich dem Scirrhus aus dem Stroma, das nach Entfernung der grauen Masse sichtbar wird, die eine ähnliche Zusammensetzung zeigt, wie oben, endlich aus einer weifsen und weifsgelben netzförmigen Masse, dem *reticulum*, die das charakteristische dieser Geschwulstform bildet; sie kommt häufig an der Brustdrüse vor und bildet den gröfsten Theil der hier vorkommenden Krebse, findet sich dann namentlich in Lymphdrüsen und am Bulbus.

3) *Carcinoma alveolare* (*areolaire* oder *gelatiniforme*). Das Charakteristische dieser Form besteht in einer grofsen Zahl von Höhlungen oder fasrigen Räumen, bald getrennt, bald kommunicirend, von der Gröfse feiner Körnchen, bis zu der grofser Erbsen, in welchen eine gallertige Masse enthalten ist, die sich leicht ausdrücken läfst. Die Gallerte giebt keinen Leim, verändert sich durch Kochen gar nicht; zeigt überhaupt in ihren chemischen Eigenschaften grofse Verschiedenheiten. In der ausgedrückten Gallerte findet man Zellen und Müller erklärt das Zustandekommen der ganzen areolirten Form durch endogene Zellenbildung und allmähliches Wachsthum der Mutterzelle, doch steht dieser Erklärung entgegen, dafs nicht die ganze

Masse aus Zellen besteht, und dafs hiernach die Entstehung der Gallertmasse, des Kolloids noch nicht seine Deutung findet. — Am häufigsten kommt diese Geschwulstform am Magen, dann oft gleichzeitig an verschiedenen Stellen des Netzes und des Peritonaeum vor; sie findet sich aber auch in der Mamma, am Uterus, Ovarium, Dünndarm, Rectum, Coecum und den Knochen.

Das *C. areolaire pultaré* nach Cruveilhier enthält in gröfsern Räumen anstatt einer klaren Gallerte eine undurchsichtige breiartige Materie; es wurde von Cruveilhier an den Schädelknochen gefunden.

4) *Carc. melanodes* charakterisirt sich durch Beimischung pigmentirter Zellen zu andern Krebsformen.

5) *C. medullare*, der eigentliche Fungus, hat eine weiche, markige, der Hirnmasse ähnliche Konsistenz. Er enthält ein Stroma mit einer grofsen Menge rundlicher oder spindelförmiger und geschwänzter Zellen, ist in einzelnen Fällen sehr schwer vom Sarkom zu unterscheiden. Blutige Extravasate in verschiedenen Theilen der Geschwulst erzeugen die Form des *C. haematodes* (Blutschwamm).

6) *C. fasciculatum.* Diese Geschwulst hat zwar einen vollständigen fasrigen Bau, eine Beschaffenheit, die den Krebsen sonst nicht zukommt und für die Ausschliefsung derselben von den Krebsen zu sprechen scheint, stimmt aber sonst in ihren Eigenschaften mit den Krebsen vollständig überein.

Auf der Oberfläche erscheint sie bald lappig, bald nur uneben und stellt in diesem letztern Falle eine einzige zusammenhängende Geschwulstmasse dar. Beim Zerreifsen und Durchschneiden zerbröckelt sie nicht, sondern reisst nur, wie alle faserigen Geschwülste, in bestimmten Richtungen ein. Die Fasermassen gehen zuweilen in einer Richtung, sie sind quastenartig geordnet und konvergiren einem Punkte zu, in andern Fällen durchsetzen sich die Faserzüge. Bei den lappigen Formen gehen festere Septa in die Geschwulst, welche den Faserbündeln zum Ursprung und zum Wiederansatz dienen, so dafs die Bündel dann garbenartig verlaufen.

Trotz ihrer fasrigen Zusammensetzung ist die Geschwulst weich, bisweilen sogar gallertig durchsichtig. — Sie ist reich an Blutgefäfsen, welche im Allgemeinen den Faserbündeln parallel laufen. Die Geschwülste können eine bedeutende Gröfse erreichen. — Die Fasern, aus welchen die Geschwulst vornehmlich besteht, erscheinen unter dem Mikroskop sehr blafs und durchsichtig, so dafs sie nur bei starker Beschattung wahrgenommen werden; sie sind zuweilen hier und da mit Körnchen besetzt und stimmen in ihrem Durchmesser mit den Bindegewebsfasern überein.

Die Geschwulst ist in der Brustdrüse, der Achseldrüse, in der Orbita, am Bulbus und in der Haut beobachtet worden.

So weit die Eintheilung J. Müller's, welche die hauptsächlichsten Momente aller in diese Klasse gehörigen Geschwülste zusammenfafst, im Einzelnen aber allerdings noch mancher Erweiterung und Ausbildung fähig ist.

Die Struktur der Krebse ist, wie schon aus der kurzen Schilderung der einzelnen Formen ersichtlich ist, sehr verschieden; am häufigsten sind sie aus Zellen und Fasern zusammengesetzt und man könnte diese Gewebsanordnung als ein durchgreifendes Merkmal hinstellen, wenn nicht Müller die Form des fasrigen Krebses angenommen hätte, und wie sich auch gegen die Zugehörigkeit dieser Form mancherlei Einsprüche erhoben haben, so ist der Gegenbeweis, dafs sie nicht zu den Krebsen gehöre, doch noch nicht geführt worden.

Von dem Ueberwiegen der Fasern oder Zellen und dem Zusammenhaften der Zellen untereinander hängt die äufsere Beschaffenheit des Krebses, seine Festigkeit, sein Aussehen etc. ab. Die Fasern bilden ein mehr oder weniger derbes Gerüst, ein Stroma, in welchem die Zellen liegen; bisweilen ist dieses Gerüst aufserordentlich fein, so dafs man Mühe hat die Fasern überhaupt herauszuerkennen, in andern Fällen ist ein deutliches Fasergewebe vorhanden, was theils Neubildung, theils aber auch altes Gewebe des Organs ist in dem der Krebs auftritt, ein Umstand, der noch nicht genug gewürdigt wird. Der fasrige Theil enthält, wenn er nicht noch ein Residuum der Gewebe ist, Bindegewebe mit seinen Entwicklungsstufen und ausgebildet nebst Gefäfsen; von dem Organ herstammend, in dem sich der Krebs entwickelt, kann elastisches Gewebe etc. dabei betheiligt sein. Geht der Krebs von einem Knochen aus, so setzt Knochen- oder Knorpelmasse mit oder ohne Bindegewebe das Gerüst zusammen. Viel elastisches Gewebe findet sich besonders in den Krebsen der Brustdrüse und des Magens, als Ueberbleibsel der Drüsenkanälchen und des submukösen Gewebes. Die Bildung von queergestreiften Muskelfasern in Krebsen ist lange Zeit in Abrede gestellt worden, von Rokitansky aber im Hoden nachgewiesen; organische Muskelfasern findet man im Krebs auf Schleimhäuten. Man darf bei dem Vorkommen dieser Gewebsbestandtheile nicht vergessen, dafs der Entwicklung des Krebses fast immer eine Hypertrophie der Organe, in welchen er auftritt, vorangeht. Accidentelle Knorpelbildung trifft man auch in Krebsen, die sich unabhängig und nicht im Zusammenhange mit knorpligen oder knochigen Theilen entwickeln, z. B. im Hoden. Sie scheint dort von den Bindegewebsseptis auszugehen und es ist richtiger, von accidenteller Knorpelbildung im Carcinom zu sprechen, als wie diefs ebenfalls vielfach geschieht, von einer Komplikation des Enchondroms mit Carcinom.

In dem aus Fasern gebildeten Stroma liegen die Zellen eingelagert. Die Zellen sind in vielen Fällen in einer Flüssigkeit suspendirt, nicht zusammenhängend und lassen sich daher aus der Geschwulst als Saft oder Brei, der sogenannte Krebssaft herausdrücken. Zuweilen aber haften die Zellen fest aneinander und nur Serum ist ausdrückbar, somit auch der Krebssaft kein durchgreifendes Kriterium. — Die Form und Gröfse der Krebszellen ist sehr wechselnd; eine bestimmte Gröfse ist nicht charakteristisch; in manchen Krebsen klein, vergröfsern sie sich manchmal sehr bedeutend, namentlich der Kern und das Kernkörperchen. Ihre Form ist anfangs rund, später oft polyedrisch, spindelförmig oder mit Ausläufern versehen, geschwänzt, aber, wie beim Sarkom keine Fasern bildend. — Der Zelleninhalt ist meist albuminös, durchsichtig oder granulirt, mit Wasser sich leicht mischend, in Essigsäure und Alkalien löslich. Oft bildet sich in den Zellen Pigment (melanotischer Krebs). Auch finden wir im Krebs häufig endogene Zellenbildung. Um die endogen entwickelten Zellen sind nicht selten lichte Räume, Höfe, von Virchow als Bruträume beschrieben, zu bemerken. Die Rückbildung der Krebszellen zeigt dieselben, schon früher an den Eiterkörpern etc. beschriebenen Vorgänge und Zustände. Am wichtigsten erscheint für den Krebs die Fettmetamorphose der Zellen. Die in der Krebsflüssigkeit suspendirten Massen werden dabei dicklicher, breiig. Betrifft die Metamorphose nur einen Theil der Krebszellen, so entsteht dadurch das Ansehen des retikulirten Krebses. Die metamorphosirten, eintrocknenden Zellen schrumpfen zuweilen zu tuberkelähnlichen Massen zusammen (cf. über diese Metamorphosen bes. Virchow's Krebsarbeit).

Durch die verschiedenartige Anordnung und Vertheilung dieser Elemente entstehen Modifikationen. Das *C. eburneum* (*Alibert*) von R. nur einmal beobachtet, besteht in einer bedeutenden, sehr ausgedehnten Induration der Haut; es ist eine fasrige, aus Bindegewebe zusammengesetzte Geschwulst. Der sogenannte areoläre, Gallertkrebs ist, wie oben schon geschildert, eine Verbindung von Krebs mit Kolloidmasse, der sog. Cystenkrebs, eine Kombination von Cystenbildung mit Krebs, wie sie nicht selten im Ovarium vorkommt, der sog. Epithelial- und Zottenkrebs scheint weiter Nichts, als verschiedene Entwicklungsstufen des Krebses darzustellen.

Für die Entwicklung des Krebses hat namentlich Vogel, und Virchow hat sich dieser Ansicht ebenfalls angeschlossen, ein vorläufiges Exsudat angenommen, einen cruden Krebs. Aus diesem Cytoblastem sollte wie bei der Bildung des Embryo durch Zerklüftung des Dotters, die Bildung des Krebses vor sich gehen. R. hält diese für Cytoblastem ausgegebenen Massen für zufällige Erscheinungen und findet in der Bildung des melanotischen Krebses den besten Gegenbeweis, wo sich die kleinsten Ablagerungen schon als kleine schwärzliche Punkte charakterisiren; er fand immer ein bereits organisirtes Gewebe vor. Auch der Bildungstypus der Krebse ist nur eine veränderte Ernährungserscheinung; bei einem raschen Bildungsprozefs, bei welchem das austretende Plasma nicht zur Ernährung des fertigen Gebildes verwandt wird, entwickeln sich neue, ursprünglich normale Bestandtheile, Zellen, Fasern etc., nur, dafs hier gleichzeitig eine Resorption der fertigen frühern Gewebe Statt findet, ein Vorgang, der übrigens in der Resorption der festen Substanz der Knochen sein Analogon findet. So wenigstens läfst sich das Verhältnifs bei den rein lokalen Krebsen auffassen, für die Erklärung der entschieden mit einer allgemeinen primitiven Erkrankung der Blutmasse zusammenhängenden treten dieselben Erklärungsschwierigkeiten auf, wie für die Umwandlung der entzündlichen Exsudate (cf. Tuberkulose etc.).

Den Anfang einer krebsigen Degeneration bildet gewöhnlich die Hypertrophie des betreffenden Organs (cf. p. 97 sqq.). In die Reihe dieser Veränderungen und die allmähliche Umbildung der Hypertrophie in eine krebsige Degeneration scheinen auch die bei Drüsen- und Schleimhautkrebsen beobachteten Formen der Epithelialkrebse zu fallen, wo unter gleichzeitiger Induration und Vergröfserung des Gewebes (Zunahme der Endbläschen in der Drüse, in der Mamma, Verdickung der Intestinalschleimhaut mit Vergröfserung der Drüsenfollikel etc.) das Epithelium massenhaft zunimmt und die vergröfserten Epithelialzellen grofsentheils den Inhalt des ausgedrückten Krebssaftes ausmachen, bis sich dann auch neue Bindegewebselemente und neue Zellen entwickeln und die ganze Geschwulst dann eine entschiedene Krebsform darstellt (cf. die beim Cystosarkom gegebene Entwicklung).

Beim Zottenkrebs entwickeln sich zunächst die Zotten, welche sich zwischen den Drüsen der Schleimhaut z. B. im Dickdarm befinden; man sieht in frischen Fällen Zotten mit einer Gefäfsschlinge und sehr grofsen Cylinderepithelien. Späterhin tritt eine Neubildung von Zellen und Bindegewebe in die Zotten und in das submuköse Gewebe ein. Die Zotten zerfallen und man findet eine Geschwulst, in welcher zwischen Bindegewebsstratis neue Zellen eingelagert sind. Diese Formen finden sich im Uterus, im Magen, Dickdarm und bleiben zum Oeftern ganz lokal. — Die in neuerer Zeit aufgestellte Geschwulstform, das Cancroid, das z. B. als blumenkohlartige Wucherung am Muttermunde vorkommt, läfst keinen Saft ausdrücken und die Zellen hängen fester, als diefs gewöhnlich beim Krebse der Fall ist, mit dem Bindegewebsgerüst zusammen, doch kann sich aus ihnen eine entschiedene Krebsform sehr wol entwickeln. Es ist eine falsche Voraussetzung, wenn man annimmt, dafs Krebs immer aus infiltrirten Knoten entstehen müsse; es sind im Obigen Beispiele genug für eine andere Entstehungsweise enthalten. Auch in Flüssigkeiten, in Gefäfsen können Krebszellen entstehen, in Faserstoffgerinnseln, die R. aber dann als Ansatzpunkte und nicht als Blastem des Krebses betrachtet *).

Die Osteoide

sind Geschwülste, die aus Knochenmasse bestehen, meist von Knochen ausgehen, und aus ihnen hervorwuchern. Sie können eine bedeutende Gröfse erreichen. Zwischen den Lamellen derselben und nach aufsen um die ganze Geschwulst liegt eine faserige Masse mit eingelagerten Zellen, die beim Kochen Colla

*) In den Ansichten über die Rückbildung der verschiedenen Formen, die Bedeutung und Entstehung der Krebsnarbe theilte R. im Allgemeinen die Auffassung von Virchow. Da aber von ihm selbst keine schriftlichen Notizen darüber vorhanden sind, habe auch ich unterlassen, diese Kapitel weiter abzuhandeln.

giebt. Die Geschwülste verbreiten sich nach Art der Krebse und verhalten sich ähnlich zu den benachbarten Theilen. Auch in innern Organen z. B. Lungen finden sich osteoide Ablagerungen. Sie brechen selten auf, sie wachsen langsam fort. Sie erscheinen in manchen Fällen als konstitutionelle Uebel, doch ist bis jetzt noch nicht beobachtet, dafs sie durch eine andere Krebsform ersetzt werden, deshalb ihre eigentliche Stellung noch nicht mit Sicherheit anzugeben.

FSC
www.fsc.org
MIX
Papier | Fördert gute Waldnutzung
FSC® C083411

Zeitfracht Medien GmbH
Ferdinand-Jühlke-Straße 7
99095 Erfurt, Deutschland
produktsicherheit@kolibri360.de